Silvia Aulehla

Vorbeugen und heilen mit der Kraft des

Ginkgo

Durchblutungsstörungen
mit Blattextrakten
des chinesischen Wunderbaums
nachhaltig behandeln

Urania

Inhalt

Vorwort

In der Pflanzen- und Naturheilkunde gilt von alters her: Gegen alles ist ein Kraut, Strauch oder Baum gewachsen. Die Behandlung mit aus Pflanzen gewonnenen Arzneimitteln beruht zum Teil auf jahrtausendealten Erfahrungen, wie sie kein synthetisches Arzneimittel je erreichen wird. Die Pflanzenmedizin leistet in der Hand des Arztes, aber auch in der Selbstmedikation bei funktionellen und chronischen Erkrankungen wertvolle Dienste. Immer mehr Menschen wünschen sich pflanzliche Arzneimittel, weil sie sich davon eine mildere Behandlung versprechen: Immerhin 62 Prozent aller Deutschen greifen regelmäßig auf Naturheilmittel zurück, das sind 10 Prozent mehr als noch 1970. Ein wichtiger Grund für das hohe Ansehen dieser Phytopharmaka sind ihre relativ geringen Nebenwirkungen.

Dieses Buch will Ihnen einen Überblick über Geschichte und Anwendung der wohl ältesten Arzneipflanze der Erde geben: Die Extrakte aus Blättern des Ginkgo-Baumes haben sich zur Vorbeugung und Behandlung von Mangeldurchblutung und Mangelernährung des Gehirns sowie bei anderen Gefäßstörungen bewährt. Die daraus hergestellten Präparate gehören inzwischen zu den am besten untersuchten Heilmitteln in Europa und zu den am häufigsten verordneten Phytopharmaka in Deutschland und Frankreich.

Da bekanntlich ein Mittel allein oft nicht ausreicht, um Gehirn und Beinen wieder auf die Sprünge zu helfen, finden Sie in diesem Band weitere nützliche Ratschläge, wie Sie sich Ihre geistige und körperliche Fitneß zurückerobern können.

Die Ursprünge des Ginkgos

Lebendes Fossil

Zahlreiche Geschichten ranken sich um den einzigen, noch heute lebenden Vertreter der Ginkgoaceen, einer großen, vor langer Zeit ausgestorbenen Pflanzenfamilie. Der Ginkgo-Baum steht in der Entwicklung der Pflanzen genau zwischen den Nadel- und den Laubhölzern, und er ist der einzige Nachkomme seiner Gattung. Er ist nicht nur für Botaniker und Wissenschaftler ein interessantes Studienobjekt. Schon die Barden, Troubadoure und Märchenerzähler betrachteten die urtümliche Pflanze als kosmischen Pfeiler, Himmelsbrücke, Weltachse und als ein Symbol der Unsterblichkeit. Die Ursprünge des *Ginkgo biloba*, so sein botanischer Name, reichen etwa 300 Millionen Jahre zurück – bis in eine Zeit, in der es auf der Erde weder Vögel noch Säugetiere gab.

Der englische Naturforscher Charles Darwin (1809–1882) bezeichnete den Ginkgo als »lebendes Fossil«. Versteinerungen belegen, daß die Urahnen der heutigen Ginkgo-Gewächse in der Jura- und Kreidezeit vor etwa 180 Millionen Jahren über die gesamte nördliche Hemisphäre, ja bis nach Indien und Australien verbreitet waren. Seit dem Tertiär hat der Baum sein Aussehen nicht mehr verändert. Er hat viele Epochen der Erdgeschichte überdauert: die Verschiebung der Kontinente, die Entstehung von Berg und Tal und sogar das Zeitalter der Dinosaurier, die, wie Wissenschaftler seit kurzem vermuten, infolge des Einschlags eines gewaltigen Meteoriten ausstarben.

Nicht so der Ginkgo-Baum. Dank seiner außerordentlichen Robustheit überstand er alle Naturkatastrophen, ja ein Exemplar überstand selbst die Atombombenexplosion von Hiroshima am 6. August 1945, durch die Hunderttausende von Menschen entweder sofort oder aufgrund radioaktiver Verstrahlung noch viele Jahre später den Tod fanden. Die gesamte Flora und Fauna wurde damals vernichtet. Nichts überlebte auf dem verbrannten Boden – ausgenommen ein imposanter Ginkgo-Baum, der wie ein Strohhalm loderte. Mit ungläubigem Staunen beobachteten die Überlebenden, wie dieser Ginkgo im nächsten Frühling inmitten einer völlig zerstörten Landschaft neu zu sprießen begann. Und aus diesem Sproß ging ein schöner Baum hervor – für die Japaner seither ein Symbol der Hoffnung.

Robust und resistent

Die ältesten Aufzeichnungen über den Ginkgo-Baum stammen aus China. Sie datieren aus dem 11. Jahrhundert n. Chr. Seit dieser Zeit wird der Ginkgo auch in Japan und Korea kultiviert und seiner Langlebigkeit wegen in ganz Ostasien als Tempelbaum verehrt. Die imposantesten und ältesten Ginkgo-Bäume stehen in China: beeindruckende, über 40 Meter hohe Exemplare, die etwa 4000 Jahre alt sein sollen.

Die ersten Berichte über diesen einzigartigen Baum in Europa im 17. Jahrhundert lieferte der deutsche Arzt und Botaniker Engelbert Kaempfer nach einer Ostasien-Reise. Kaempfer zufolge soll der Baum den Namen seinen Früchten verdanken, die in der Sonne wie kleine silberne Aprikosen glänzen, denn das japanische *gin-kyo* bedeutet Silber-Frucht. (Die Schreibweise »Ginkgo« entstand durch einen Schreibfehler Kaempfers.)
Bei uns hat der Ginkgo jedoch noch eine Reihe weiterer Namen: Fächerblattbaum, Elefantenohrbaum, Entenfußbaum oder Japanbaum.

Der erste europäische Ginkgo wurde 1730 in Holland gesät. Die ersten Kultivierungsversuche gelangen im Botanischen Garten von Utrecht. Die mit 200 Jahren vermutlich ältesten deutschen Exemplare stehen in Kassel. Seit dem Ende des 18. Jahrhunderts ist dieser sommergrüne Baum seiner ungewöhnlichen Blattform und seiner einfachen Kultivierbarkeit wegen ein beliebter Zierbaum geworden.

Ableger sind heute auch in vielen Städten zu finden, da sich der Ginkgo dank seiner außergewöhnlichen Robustheit gegenüber Autoabgasen und anderen schädlichen Umwelteinflüssen hervorragend zur Bepflanzung von Ballungsräumen eignet. Auch der saure Regen kann ihm offenbar wenig anhaben. In New York gehört er inzwischen zu den am häufigsten gepflanzten Baumarten in den Straßenschluchten Manhattans.

Hinweis

Nichts konnte den Ginkgo-Baum ernsthaft gefährden:

Er ist erstaunlich immun gegen Pilze, Bakterien, Viren und sogar kosmische Einflüsse. Wissenschaftler führen diese besondere Resistenz auf die säurehaltigen insektiziden Eigenschaften seiner Blätter zurück.

Eine botanische Rarität

Charakteristisches Merkmal des Ginkgos ist seine Zweihäusigkeit, d.h. jeder Baum trägt entweder nur weibliche oder nur männliche Blüten. Zum ersten Mal blüht er gewöhnlich erst mit vierzig Jahren, und es dauert ein halbes Jahrhundert, bis er seine volle Pracht entfaltet. Als ein sommergrüner Baum gedeiht er am besten in einem kühlen bis halbtropischen, nicht zu trockenen Klima. Am liebsten sind ihm ausgeprägte Sommer- und Winterperioden und ausreichend feuchte Böden. Das wenig anspruchsvolle Gewächs treibt leicht Wurzelschößlinge, was die Vermehrung männlicher Nachkommen begünstigt.

Der reife weibliche Baum, der im Gegensatz zur schmalen, emporstrebenden männlichen Pflanze runder und breiter ausladend ist, produziert zahlreiche Samenanlagen. Diese verkümmern und fallen bald ab, wenn sie nicht durch die Pollen eines in der Nähe stehenden männlichen Baums bestäubt werden.

Der Keimling der befruchteten Samenanlage verwurzelt sich rasch mit der Umgebung. Unbefruchtet löst sich der fleischige gelbe Mantel, der verschiedene Fettsäuren wie Buttersäure enthält und beim Zerfall einen ranzigen Geruch verströmt, am Boden auf. Die stärkereichen Samenkerne, die als Nüsse gesammelt und getrocknet werden können, gelten bei Chinesen und Japanern – ähnlich wie bei uns die Pistazien – als Delikatesse; sie bereichern als solche die ostasiatische Küche. In roher oder gerösteter Form werden sie auch in westliche Länder exportiert.

Tierische Eigenschaften

Der Ginkgo-Baum pflanzt sich weder durch Samen noch auf die übliche Weise durch Sporen fort, sondern mittels einer geschützten Samenanlage, in der sich eine mit Flüssigkeit gefüllte Pollenkammer bildet, die das Pollenkorn über eine winzige Öffnung einfängt.

Anders als bei den höheren Pflanzen keimt der Pollen nicht auf der Narbe der weiblichen Stempelblüte, die dann mit der männlichen Keimzelle verschmilzt, sondern produziert selbst bewegliche Keimzellen, die sich – ähnlich wie bei den Tieren – auf die Eizelle zu bewegen, um sich mit ihr zu vereinen. Dabei entwickeln sich die Samenanlagen des Ginkgos unabhängig von der eigentlichen Befruchtung, die oft erst Wochen später erfolgt.

Das Fortpflanzungssystem der modernen Pflanzen, bei denen die Frucht mit dem Samen erst nach der Befruchtung heranreift, verbraucht im Vergleich dazu erheblich weniger Energie und sichert die Nachkommenschaft besser. Pflanzen mit Samenanlagen hingegen sind auf günstige Umstände angewiesen, denn die Befruchtung kommt erst zustande, wenn die Samenanlage bereits zu Boden gefallen ist. Im Laufe von wenigen Millionen Jahren haben die Samenpflanzen daher die meisten ihrer weniger entwickelten Konkurrenten verdrängt.

Darüber hinaus wurden vielen Arten – darunter den damals in Amerika und Europa lebenden Ginkgos – extreme Klimaveränderungen wie die im Verlauf der rasch aufeinander folgenden Eiszeiten zum Verhängnis. Nur in Ostasien gelang es den Ginkgos nach Süden vorzudringen und in einem halbtropischen Klima zu überleben. Wahrscheinlich wäre auch der heutige Ginkgo inzwischen längst ausgestorben, hätten die Menschen ihn nicht frühzeitig in Parkanlagen kultiviert und auf diese Weise gerettet.

Der Ginkgo-Baum besiegt die Zeit und ist ein Symbol für Schönheit, Weisheit und ein langes Leben.

Michael Random

Dieser Baum, der während hunderten von Millionen Jahren die Umwälzungen auf der Erde überdauert hat, geht zweifellos aus einem sehr zähen Stamm hervor und wurde von Mutter Natur aus vielen tausenden damals lebenden Pflanzen erwählt.

Hiu-Lin Li, 1956

Der Ginkgo in Kultur und Kunst

Blatt der Liebenden

Den ungewöhnlichen Ginkgo-Blättern galt von alters her die größte Aufmerksamkeit. Sie faszinieren durch ihre elegante Form, ihre weiche und zugleich feste Struktur sowie das prägnante Blattmuster mit der eigenartigen Äderung. Bei den ausgewachsenen Bäumen sind die langstieligen Blätter wie ein dreieckiger Fächer geformt und gewellt, bei jungen Bäumen teilen sie sich in der Mitte. Wegen seiner ausgefallenen Blattform erhielt der Ginkgo den botanischen Beinamen *biloba*, auf deutsch »zweilappig«.

In China und Japan gilt der zweihäusige Ginkgo als Sinnbild des dialektischen Prinzips von Yin und Yang, des Männlichen und Weiblichen, von Nord und Süd, Himmel und Erde, Stärke und Nachgiebigkeit. Im Buddhismus diente die zweilappige Form des Ginkgo-Blattes als Symbol der Einheit in der Zweiheit. Doch auch viele Künstler haben sich vom ästhetischen Reiz der Ginkgo-Blätter inspirieren lassen. Im Fernen Osten sind sie ein beliebtes Motiv in der Malerei und Bildhauerei, in der Silber- und Goldschmiede-Kunst, ja sogar in der Architektur.

Dieses Baumes Blatt...

Auch in die europäische Literatur hielt der Ginkgo Einzug: Bei Goethe ist sein Blatt ein Symbol für Liebe und Freundschaft. Für ihn verkörperte es auf vollkommene Weise den scheinbaren Widerspruch von »eins und doppelt«.

Goethe, der auch intensive botanische Studien betrieb, besaß in seinem Garten in Weimar mehrere Ginkgo-Bäume. Sie wurden zwar während des Zweiten Weltkrieges zerstört, wachsen aber seither dort wieder. Von der zweilappigen Form des Blattes inspiriert, verfaßte der alternde Dichter im September 1815 ein Gedicht, das er Marianne von Willemer nach einem gemeinsamen Spaziergang im Heidelberger Schloßpark widmete. Es findet sich im Buch Suleika des »Westöstlichen Diwans«.

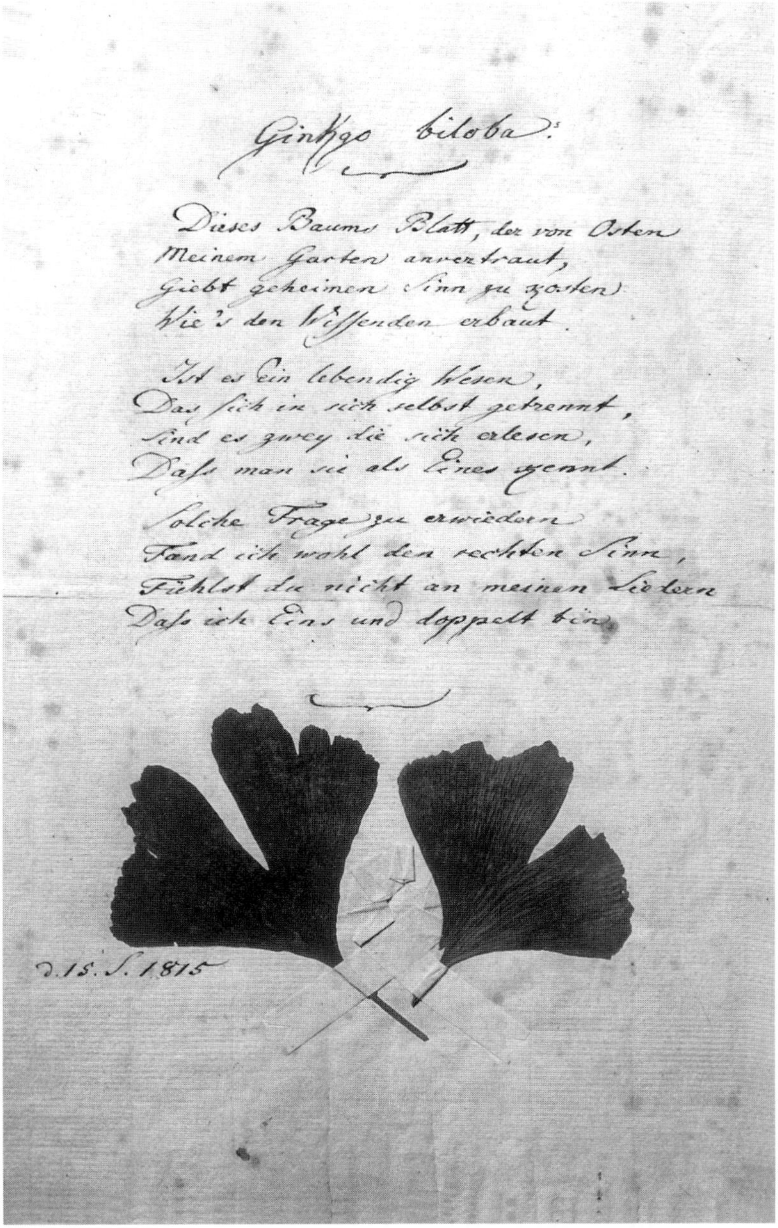

Ginkgo biloba.

Dieses Baums Blatt, der von Osten
Meinem Garten anvertraut,
Giebt geheimen Sinn zu kosten,
Wie's den Wissenden erbaut.

Ist es Ein lebendig Wesen,
Das sich in sich selbst getrennt,
Sind es zwey die sich erlesen,
Daß man sie als Eines kennt.

Solche Frage zu erwiedern
Fand ich wohl den rechten Sinn,
Fühlst du nicht an meinen Liedern
Daß ich Eins und doppelt bin.

d. 15. S. 1815

Quelle: Goethe-Museum Anton und Katharina Kippenberg-Stiftung, Düsseldorf

Der Ginkgo in der chinesischen Medizin

Ein asiatisches Allheilmittel

In der chinesischen Medizin werden Ginkgo-Nüsse seit Jahrtausenden zu Therapiezwecken eingesetzt. Unter anderem verwendete man sie zur Stärkung der Nieren, was angeblich nicht nur gegen Bettnässen, sondern auch gegen Schwerhörigkeit helfen sollte, sowie als Aphrodisiakum.

Mit dem Flüssigextrakt aus den Nüssen hat man, wie berichtet wird, sogar versucht, Tuberkulose und Pocken zu bekämpfen. Heute dienen die zu Arzneien verarbeiteten Samenkörner in China vor allem als Beruhigungs-, Husten- und Wurmmittel, als Expektorans sowie zur Entschlackung.

Jahrtausendealte Überlieferungen berichten von heilenden Wirkungen der Ginkgo-Blätter mit ihren geheimnisvollen Stoffen, die in keiner anderen Pflanze vorkommen. Möglicherweise haben diese Wirksubstanzen den Baum dazu befähigt, bis heute zu überleben.

In der hinduistischen Medizin wird *Ginkgo biloba* gar als »Lebenselixir« bezeichnet, das die »Zerstörung des Körpers« aufhalten und ein »zweitausend Sommer währendes Leben« ermöglichen soll. Die Behandlung mit arzneilichen Zubereitungen aus den Blättern des Ginkgo-Baums läßt sich 5000 Jahre zurückverfolgen. Der oft als Begründer der chinesischen Pflanzenheilkunde bezeichnete legendäre Herrscher Shen-nung erwähnte in dem ihm zugeschriebenen Arzneibuch Pen-ts'ao bereits *Ginkgo biloba*. In der chinesischen Medizin wurden Ginkgo-Blätter als Wundpflaster und zur Zubereitung von Heiltees bei den verschiedensten Krankheiten verwendet. Selbst bei Durchblutungsbeschwerden sollten sie helfen.
In einer Neuauflage des 1977 ins Englische übersetzten »Handbuchs der Barfußmedizin« heißt es, die Pflanze helfe bei verstopften Bronchien, Husten und Asthma und fördere die Samenproduktion, wirke aber auch gegen Lungentuberkulose, Weißfluß und Reizblase. Die zu Brei verkochten Ginkgo-Blätter sind zudem bis heute ein chinesisches Naturheilmittel gegen Frostbeulen. Westliche Pharmakologen haben diese Indikation aufgrund gefäßaktiver Wirkstoffe bestätigt.

Vom Blatt zum Extrakt

Geheimnisvolle Inhaltsstoffe

Die moderne Ginkgo-Forschung versuchte, durch Konzentrierung oder Synthese des Wirkstoffes ein hochwirksames, gut verträgliches Arzneimittel zur Verbesserung der Durchblutung zu gewinnen. Angesichts der zahlreichen, im Ginkgo enthaltenen Wirkstoffe erwies sich dies jedoch als äußerst schwierig. Einige dieser Substanzen sind so kompliziert, daß ihre Entdeckung erst durch moderne Untersuchungsverfahren möglich wurde.

So fanden sich in den Blättern nicht nur die ebenso für andere Pflanzen typischen Stoffe wie Stärke, Pflanzensäuren oder Öle, sondern auch eigenartige, nur für den Ginkgo charakteristische Terpene wie Flavonoide (Ginkgoflavonglykoside), Bilobalid und die drei Ginkgolide A, B und C.

Bis heute ist es Forschern nicht gelungen, deren Moleküle künstlich herzustellen, so daß auf die Blätter als Grundlage für die Gewinnung eines Extrakts nicht verzichtet werden kann. Ihre Wirksamkeit verdanken Zubereitungen aus Ginkgo-Blättern vor allem den Flavonoiden, Ginkgoliden und dem Bilobalid.

Den Weg zu den heutigen Präparaten haben die jahrelangen Versuche des deutschen Apothekers und Pharmaunternehmers Dr. Willmar Schwabe geebnet. In den späten fünfziger Jahren war es ihm gelungen, den ersten Extrakt aus getrockneten Ginkgo-Blättern zu gewinnen und in den sechziger Jahren ein Präparat daraus herzustellen. Dieser nach den heutigen Kenntnissen noch unspezifische und schwach konzentrierte Extrakt war der Auftakt für intensive pharmazeutische und klinische Forschungen.

HINWEIS

Standardisierung bedeutet, daß ein klar definierter Wirkstoff in einer bestimmten Konzentration vorhanden und dadurch eine gleichbleibende Wirksamkeit gewährleistet ist. Das standardisierte Ginkgo-Konzentrat besteht zu 24 Prozent aus Flavonglykosiden und zu 6 Prozent aus Terpenen.

Die Blätter werden am Herbstanfang, wenn sie am reifsten sind und den maximalen Gehalt an Wirkstoffen haben, vor allem in Ostasien sowie auf Ginkgo-Plantagen in den USA und Frankreich geerntet. Anschließend werden die Blätter sofort getrocknet und zu Ballen gepreßt. Der Rohextrakt wird durch ein aufwendiges, besonderes Verfahren gewonnen, bei dem in mehreren Etappen unerwünschte Stoffe entfernt, wirksame Inhaltsstoffe hingegen getrennt und angereichert werden. Schließlich wird der flüssige Extrakt getrocknet, so daß man aus jeweils 50 Teilen Roharznei (Blätter) einen Teil Extrakt erhält.

Offenbar wirkten die vor allem in China gebräuchlichen volkstümlichen Heilanwendungen von *Ginkgo biloba* nur mild und sehr wechselhaft, weil die Wirkstoffkonzentration zu schwach und zu schwankend war. Ärzte in Westeuropa setzen daher vorwiegend standardisierte Präparate ein, die eine gleichbleibende Wirkung gewährleisten. Westliche Forscher haben die dem Ginkgo von der chinesischen Medizin zugeschriebenen Anwendungsbereiche erheblich eingeschränkt, befürworten den Einsatz von Ginkgo-Extrakten jedoch bei funktionellen und altersbedingten Leistungsdefiziten von Gehirn, Beinen, Augen und Ohren.

Spezialextrakte aus *Ginkgo biloba* wurden von zahlreichen medizinischen Labors auf der ganzen Welt auf ihre klinische Wirksamkeit und ihren Wirkungsmechanismus hin untersucht. Wiewohl von verschiedenen Herstellern, stimmen die Spezialextrakte in den wirksamen Bestandteilen weitgehend überein. Ihre Wirkungsweise wurde in weit über 200 experimentellen pharmakologischen Untersuchungen und klinischen Studien bestätigt. Vor allem die folgenden Ginkgo-Arzneien wurden geprüft: Rökan, Tebonin, Tanakan, Kaveri und Craton. Diese Präparate sind standardisierte Spezialextrakte. Sie zeichnen sich durch eine besonders hohe Qualität aus.

Tip

Nuß, Fruchtfleisch und Blätter werden heute in Westeuropa nicht nur zu medizinischen, sondern auch zu kosmetischen Zwecken verwendet, vor allem als Zusatz in Cremes – zum Beispiel in Präparaten gegen Falten und Altersflecken oder zur Pflege von Gesicht und Händen. Ginkgohaltige Cremes für die Beine eignen sich nicht nur zur Hautpflege, sondern können auch die Venenwände festigen. In Kräutercremes zusammen mit Bienenwachs, Avocado- und Mandelöl verarbeitet, fördert Ginkgo-Extrakt die Durchblutung auch der kleinsten Adern (Mikrozirkulation) und verleiht blasser, schlecht durchbluteter Haut wieder Spannkraft. Ginkgo als Zusatz in dermatologisch getesteten Shampoos und Haarpflegemitteln bringt neuen Schwung und Glanz in kraftloses, stumpfes Haar.

Wie wirkt *Ginkgo biloba*?

Anregung des Blutflusses

Die Ginkgo-Forschung erhielt in den frühen achtziger Jahren wichtige Impulse durch französische Wissenschaftler. Sie entdeckten, daß durch *Ginkgo biloba* die Wirkung des sogenannten plättchenaktivierenden Faktors (PAF) unterdrückt wird, der die wichtige Aufgabe hat, bei Verletzungen der Gefäße Löcher in der Gefäßwand zu kitten und zu verkleben. Die Arterienverkalkung ist ein Beispiel dafür, daß da leicht des Guten zuviel ist, denn dabei lagern sich ständig Blutplättchen (Thrombozyten) an den Gefäßwänden ab. Hauptsächlich in den kleinen Gefäßen bilden sich dann Blutklumpen, die einen unter Umständen bedrohlichen Gefäßverschluß verursachen können, wenn sie wie hart gewordener Mörtel in den Abflußrohren liegen bleiben.

Dr. Elias J. Corey von der Universität Harvard, Chemie-Nobelpreisträger von 1990, war es 1988 gelungen, Ginkgolid B als den Stoff zu identifizieren, der die Plättchenaktivierung und damit die Klumpenbildung verhindert. Corey hat darüber hinaus zahlreiche Forschungsergebnisse publiziert, die sich mit den Inhaltsstoffen von *Ginkgo biloba* befassen. Und wie die *New York Times* berichtete, haben britische Wissenschaftler bei Patienten mit Asthma und allergischen Entzündungen eine Besserung beobachten können, nachdem sie diese mit Ginkgolid B behandelt hatten. Bei beiden Krankheiten spielt die Aktivierung der Blutplättchen eine maßgebliche Rolle.

Wie Untersuchungen zeigen, verbessern mehrere Stoffe der Ginkgo-Blätter die Fließeigenschaften des Blutes und damit die Durchblutung. Das wirkt sich günstig auf den Sauerstofftransport der roten Blutkörperchen (Erythrozyten) aus. Außerdem wird die Gefahr verringert, daß sich Klumpen bilden und das Blut nicht ausreichend durch die kleinsten Versorgungsgefäße fließt, weil diese verstopfen. Bei besserer Durchblutung können die roten Blutkörperchen leichter lebenswichtige Energiestoffe in alle Gewebe transportieren und Abfallprodukte beseitigen.

Aufgrund wissenschaftlicher Erkenntnisse wissen wir, daß sich auch die Zähigkeit des Blutplasmas nach der Einnahme von *Ginkgo biloba* verringert. Dadurch wird das Blut dünnflüssiger und fließt somit schneller und leichter durch die kleinen Gefäße. Das

Blutplasma ist zuständig für den Transport von Nahrungsstoffen, Hormonen und Abwehrkörpern des Immunsystems. Es enthält zahlreiche Eiweißstoffe, die wichtige Funktionen im Organismus des Menschen erfüllen. Das Blutplasma von Menschen mit Arterienverkalkung ist enorm zähflüssig: Je langsamer das Blut fließt, desto zähflüssiger ist es.

Kalkablagerungen oder freigesetzte Plättchensubstanzen können die Durchlässigkeit der Blutgefäße schwer beeinträchtigen. Im gesunden Organismus sorgen die kleinsten Schlagadern (Arteriolen) für eine ausreichende Durchblutung der Organe. Die Arteriolen können sich für die Erfüllung dieser Aufgabe wie Schleusentore weit oder eng stellen, um den Blutfluß zu drosseln oder zu beschleunigen. Auf diese Weise wird die für ein Organ oder einen Muskel nötige Blutmenge aus dem Blutkreislauf je nach Bedarf abgezweigt.

Funktioniert die Verteilung des Blutes nicht mehr richtig, können dafür Fehlregula-

Hinweis

- *Ohne Sauerstoff können wir nicht leben. Bei jedem Atemzug wird das Blut in der Lunge mit Sauerstoff beladen, um anschließend vom Herzen über die Schlagadern in den Körper gepumpt und zu den einzelnen Organen transportiert zu werden. Dabei nimmt das Blut im Austausch das mit dem »Abgas« Kohlendioxid beladene »verbrauchte« Blut auf, das nun über die Venen wieder zurück zum Herzen und zur Lunge fließt.*

- *Adern, Venen und Haargefäße des Blutkreislaufsystems eines Menschen haben zusammengenommen eine Länge von über 2500 Kilometern. Das entspricht der Strecke von Berlin nach Palermo. Diese gewaltige Strecke muß unser Blut mehrmals täglich bewältigen. Um alle Organe ausreichend mit Sauerstoff zu versorgen, pumpt das Herz in Ruhe jede Minute durchschnittlich fünf Liter Blut in den Körper. Bei körperlicher Belastung kann sich dieser Wert um ein Vielfaches erhöhen, da der Körper bei höherem Energieverbrauch auch mehr Sauerstoff benötigt.*

- *Wenn Sie sich körperlich betätigen – vor allem beim Sport –, fließt viel Blut in Ihre Muskeln, das Herz und die Lunge. Nach dem Essen dagegen benötigt der Magen-Darm-Trakt zum Verdauen mehr Blut, das von anderen Organen abgeleitet wird. Ihrem Körper sollten Sie dann eine Ruhepause oder einen Spaziergang an der frischen Luft gönnen.*

tionen der Blutgefäße verantwortlich sein, die häufig von einer erhöhten Spannung der Gefäßwand herrühren. Letztere scheint sich bei einer Behandlung mit Ginkgo-Extrakten zu entkrampfen, so daß die Arteriolen die Organe wieder besser mit Blut versorgen können.

Reaktionen des Organismus

Die unterschiedlichen Inhaltsstoffe der Blätter des Ginkgo-Baums beeinflussen den Organismus auf vielfältige Weise:

Wirkungen im Gewebe

- Schutz der Nervenzellen durch Verhinderung von Schwellungen des Gehirngewebes (zytotoxisches Ödem) als Folge von Durchblutungsstörungen
- Förderung der Aufnahme von Sauerstoff und Traubenzucker (Glukose) sowie deren Verwertung
- Verhinderung der krankhaften Fettumwandlung (Lipidperoxidation) durch Unschädlichmachung giftiger Sauerstoffradikale

Wirkungen im Blut bzw. am Gefäß

- Aufrechterhaltung des kleinen Gefäßkreislaufs (Mikrozirkulation)
- Verminderung der Zähigkeit des Blutes (Blutviskosität)
- Schutz vor Zerstörung der roten Blutkörperchen (Radikalfänger-Funktion)
- Verhinderung von Verklumpen der Blutplättchen (Thrombozytenaggregation)

Wirkungen unmittelbar im Gefäß

- Stärkung der Wandspannung der kleinen Gefäße (Arteriolen, Venolen)
- Regulation des gestörten Gleichgewichts von Schutzfaktoren der Membrane (Thromboxan und Prostacyclin)
- Verbesserung der Wandfunktion der Haargefäße (Kapillaren)
- Stabilisierung der Durchlässigkeit der Haargefäße

Tip

Eine ausgewogene Ernährung mit frischen und möglichst naturbelassenen, schonend zubereiteten Lebensmitteln kann vorzeitiges Altern der Zellen bremsen. Achten Sie deshalb darauf, möglichst frische Nahrungsmittel zu kaufen und zu verzehren. Zu den natürlichen Antioxidantien in der Nahrung zählen das Beta-Karotin (meist als Vorstufe des Vitamins A bezeichnet), der Vitamin-C-Komplex, das Vitamin E, das Spurenelement Selen, die Aminosäuren Zystin und Metheonin sowie Ginkgo biloba.

Schutz für die Nerven

In experimentellen und klinischen Studien wurde festgestellt, daß Ginkgo-Spezialextrakte nicht nur die Durchblutung fördern und die Gefäße kräftigen, sondern auch die Nervenzellen schützen. Diese Wirkung wird vor allem dem Bilobalid zugeschrieben, einem besonderen Inhaltsstoff der Blätter. Dieser sogenannten neuroprotektiven Eigenschaft wegen wurde *Ginkgo biloba* in die Medikamentengruppe der Nootropika eingereiht. Dabei handelt es sich um Arzneimittel, denen ein günstiger Einfluß auf die geistige Aktivität und Wachsamkeit zuerkannt wird.

In folgender klinischer Studie wurde nachgewiesen, daß *Ginkgo biloba*-Extrakte auch die Nervenzellen schützen: Junge Patienten litten nach einer Operation wegen einer Hirnblutung, bei der sich das Blut im Flüssigkeitsraum um das Gehirn (Subarachnoidalraum) ausgebreitet hatte, unter starken Konzentrationsstörungen. Die Patienten erhielten über zwölf Wochen *Ginkgo biloba* verabreicht.

Die Anzahl der Fehlreaktionen ging im Zeitraum der Behandlung auf ein Fünftel zurück. Bei Kontrollpersonen, die ein Scheinmedikament (Placebo) erhielten, besserte sich die Konzentration dagegen nicht. Die Wissenschaftler gehen daher davon aus, daß die Blutgefäße der operierten Patienten intakt waren und der günstige Effekt des Ginkgo-Extraktes auf eine neuroprotektive Wirkung zurückzuführen ist.

Aktiver Radikalfänger

Erst vor wenigen Jahren hat man herausgefunden, daß Ginkgo-Extrakte auch Radikalfänger-Eigenschaften besitzen. Freie Sauerstoff-Radikale sind elektrisch geladene Sauerstoff-Moleküle, die durch Verbrennungsprozesse im Körper entstehen. Körperzellen nutzen bei der Verbrennung Sauerstoff, um Energie für den Stoffwechsel zu erzeugen. Wie das vor sich geht, zeigt ein einfaches Beispiel: Wenn Butter ungeschützt an der Luft steht, wird sie unter dem Einfluß von Sauerstoff bald ranzig und ungenießbar. Diese Verwandlung wird wissenschaftlich als Lipidperoxidation bezeichnet.

Zu den Lipiden gehören Fettsubstanzen, die wir mit unserer täglichen Nahrung aufnehmen. Sie befinden sich in allen Körpergeweben und -zellen und kreisen, an Eiweißsubstanzen gebunden, im Blut. Dabei treffen Fette und Sauerstoff aufeinander, gehen Verbindungen ein und lösen den Prozeß der Freien Radikalen aus. Dieser Vorgang ist Teil jeden normalen Stoffwechsels der Zelle.

Ironischerweise ist also die Lipidperoxidation die Reaktion von Lipiden mit dem lebensnotwendigen Sauerstoff. Das Zerstörungswerk der Freien Radikalen ist der Preis, den alle luftatmenden Kreaturen für ihr Leben bezahlen müssen.

Der Alterungsprozeß ist größtenteils Folge der sich mit der Zeit anhäufenden Zerstörungen, die durch Freie Sauerstoff-Radikale entstehen. In extremen Fällen können diese ganze Zellen zerstören, beispielsweise wenn der Organismus zahlreichen Schadstoffen und Umweltgiften ausgesetzt ist. Aber auch Streß, falsche Ernährung, Verletzungen und Bewegungsmangel können die Zellen vorzeitig altern lassen.

In vielen Fällen gelingt es jedoch, mit Hilfe sogenannter Antioxidantien als wirksamen Gegenspielern und Verbrennungshemmern zerstörerische Reaktionen abzuschwächen, auszugleichen oder sogar zu verhindern. Befindet sich der Körper in der Balance und kann er Antioxidantien in Form von Nahrungsbestandteilen aus den Stoffwechselvorgängen entschärfen, kommt vieles wieder ins Lot.

TIP

Tee aus Ginkgo-Blättern gibt es inzwischen in Reformhäusern, Apotheken und Teeläden auch bei uns. Da Ginkgo biloba *als Teekonzentrat allein zu bitter wäre, werden die getrockneten Blätter mit verschiedenen Teesorten gemischt. So besteht beispielsweise der Ginkgo-Kräutertee auch aus Brombeerblättern, Buchweizenkraut und Süßholz, oder Ginkgo wird schwarzem, grünem oder Jasmin-Tee beigemischt. Täglich zwei Tassen Ginkgo-Tee fördern die Durchblutung und das Wohlbefinden.*

Im Brennpunkt: Arterienverkalkung

Ursachen, Risiken, Beschwerden

Der Mensch ist so alt wie seine Blutgefäße. Das heißt: Wer im Alter noch einigermaßen funktionstüchtige Arterien hat, lebt wahrscheinlich länger und beschwerdefreier als andere. Gesunde Blutgefäße sind elastisch und muskulös. Sie passen sich unterschiedlichen Druckverhältnissen an, indem sie sich ausdehnen oder zusammenziehen. Die Tatsache, daß der Anteil älterer Menschen an der Bevölkerung ständig zunimmt, hat die Entwicklung von Medikamenten für die Behandlung von Durchblutungs- und Stoffwechselstörungen insbesondere der Gefäße von Gehirn und Beinen zu einem wichtigen therapeutischen Ziel gemacht. Mit höherem Alter steigt die Zahl dieser Erkrankungen nicht nur ständig an, sondern parallel dazu nimmt auch die Zahl der vom Arzt verordneten oder selbst gekauften Arzneimittel stetig zu.

Die Arterienverkalkung (Arteriosklerose) ist die am weitesten verbreitete Erkrankung der Schlagadern. In den Industrieländern ist sie die häufigste Todesursache. Männer sind öfter von Arterienverkalkung betroffen als Frauen. Die arteriosklerotischen Veränderungen gehen mit einer schleichenden Schädigung der inneren Zellschicht der Arterienwand (Endothel) einher. Die Übeltäter sind vor allem Gefäßgifte wie Nikotin und andere Stoffe im Tabakrauch, dauerhaft überhöhter Blutzucker bei Diabetes, ständig überzogene Fett- und Cholesterinwerte im Blut sowie permanent überhöhter Blutdruck, aber auch Streß, Übergewicht und Bewegungsmangel.

Ablagerungen von Fett und Cholesterin in vorgeschädigten Arterien, die man bereits bei Kindern nachweisen konnte, werden durch hohe Blutfettwerte, vor allem aber von Cholesterin und seinem »schlechten« Transporteiweiß begünstigt, dem LDL (Low-density-Lipoprotein). Diese Fettstoffe, die in kleinen Teilchen im Blutstrom mitschwimmen, werden vom Körper selbst gebildet oder stammen aus dem Nahrungsfett.

Verschiedene Übeltäter

Cholesterin ist ein für den Organismus lebensnotwendiger Stoff, der zum einen in der Leber selbst produziert, zum andern dem Körper mit tierischen Nahrungsmitteln zugeführt wird. Fettreiche Ernährung,

TIP

Eine wichtige Waffe im Kampf gegen die Arterienverkalkung ist richtige Ernährung. Die meisten Menschen essen zu viel, zu fett, zu salzig und zu süß. Wichtig ist die Reduktion tierischer Fette, da diese die Blutfettwerte und damit den Cholesterinspiegel in die Höhe treiben. Wer dieses Ziel angeht, wird mit höherer Lebenserwartung belohnt:
Jede Verringerung des Cholesterins um ein Prozent senkt das Herzinfarkt-Risiko um zwei Prozent. Oft ist schon viel getan, wenn Sie tierische Fette und Eiweiße (also Wurst, fetten Käse, fette Milchprodukte, Schweineschmalz) gegen pflanzliche Fette und Eiweiße austauschen, also Pflanzenöl, Sojabohnen, Gemüse, Rohkost und Vollkornprodukte bevorzugen. Essen Sie abwechslungsreich und vielseitig. Ältere Menschen ernähren sich oft einseitig und sind teilweise sogar unterernährt. Achten Sie auf eine schonende Zubereitung, ziehen Sie fettarmes Braten und Garen vor und halten Sie Speisen nicht zu lange warm.

reichlicher Alkoholkonsum, Leber-, Schilddrüsen- und Nierenerkrankungen sowie Diabetes können den Cholesterinspiegel des Blutes ansteigen lassen. Selten verbergen sich dahinter erbliche Stoffwechselstörungen.

Erst wenn zuviel Fett im Blut kreist, wird es kritisch. Überschüsse bleiben dann an den Innenseiten der Arterien kleben. Schon nach einer einzigen deftigen Mahlzeit läßt sich ein zeitweilig erhöhter Blutfettspiegel messen. Wenn das zur Gewohnheit wird, weil jemand sich ständig zu fettreich ernährt, bleibt es nicht bei gelegentlichen Cholesterinablagerungen. Es bilden sich feste Beläge, die sogar in die Arterienwand hineinwachsen können.

Später lagert sich Kalzium (»Kalk«) in die Fettinseln ein. Da sich diese Vorgänge ständig wiederholen, wird die Arterie, die normalerweise ein dehnbarer Schlauch ist, immer dicker und härter und die Gefäßröhre immer enger. Die Arterie wächst gleichsam zu und wird unelastisch. Um die Störungen an den verengten, versteiften Gefäßstellen auszugleichen, versucht der Organismus das Blut mit erhöhtem Druck durch die Adern zu pressen.

Wenn der Organismus ständig mit erhöhtem Blutdruck arbeiten muß, um alle Körperteile und Organe bedarfsgerecht und ununterbrochen mit Sauerstoff zu versorgen, verlieren die Muskeln in den Arterienwänden allmählich ihre Fähigkeit, sich nach Bedarf schnell zusammenzuziehen oder auszudehnen. Hoher Blutdruck fördert also noch die Gefäßverkalkung. Ein erhöhter Cholesterinspiegel und hoher Blutdruck sind die Hauptrisikofaktoren der Arterienverkalkung. Sie können über Jahre und

Je nachdem, welche Adern erkrankt sind und dadurch Mangelerscheinungen verursachen, kommt es zu Krankheiten und Beschwerden. So verursachen arteriosklerotisch veränderte

Hals-, Nacken- und Hirnadern	*Konzentrations- und Gedächtnisstörungen, Schlaganfall, Ohrgeräusche, Schwerhörigkeit, Schwindel und Gleichgewichtsstörungen, Sehverlust*
Hirnhaut- und Kopfadern	*Kopfschmerzen, Migräne*
Herzkranzgefäße	*Angina pectoris, Herzinfarkt, Herzrhythmusstörungen, Herzmuskelschwäche*
Becken- und Beinadern	*Raucherbein, offene Beine, Gehschmerz, Störungen der männlichen Sexualfunktion*

Jahrzehnte hinweg unbemerkt bleiben und Schaden anrichten, um dann plötzlich lebensbedrohlich zu werden. Sobald eine Ader völlig verstopft ist, kann es – je nachdem, wo das Blut nicht mehr fließt – zu einem Herzinfarkt, einem Schlaganfall oder Arterienverschluß in den Beinen kommen. Eine Arterienverkalkung ist allerdings bisher nur in fortgeschrittenen Stadien nachweisbar. Bewährt haben sich die Untersuchungen mit Ultraschall und die Darstellung der Blutgefäße im Röntgenbild. Auch die Untersuchung des Augenhintergrundes, auf dem die Arterien gut zu sehen sind, ist sinnvoll. Empfindlichere Methoden zum Nachweis einer Arteriosklerose im Anfangsstadium werden gegenwärtig noch erprobt.

Tip

Meist vergehen Jahre oder sogar Jahrzehnte, bis eine Arteriosklerose Beschwerden macht. Wenn Sie häufig Kribbeln (Ameisenlaufen) in den Zehen verspüren, oft kalte Hände und Füße haben, leicht Wadenkrämpfe bekommen oder rasch ermüden, können dies erste Anzeichen einer beginnenden Arterienverkalkung sein. Beschwerden bei Belastung wie Herzschmerzen oder starke Schwindelgefühle sind eindeutige Zeichen einer mangelhaften Durchblutung. Dann ist es höchste Zeit, Ihren Arzt aufzusuchen und die Ursachen klären und behandeln zu lassen.

Wie wird Ginkgo angewendet?

Möglichkeiten der Einnahme

Ginkgo-Extrakte gibt es als Tropfen und Tabletten oder als Ampullen zur Injektion in Muskel oder Vene sowie zur Infusionsbehandlung. Angewendet werden Tropfen und Tabletten gleichermaßen zur Behandlung und Vorbeugung bei nachlassender geistiger Leistungsfähigkeit mit den Symptomen Schwindel, Ohrensausen, Kopfschmerzen, Gedächtnisschwäche und depressiven oder ängstlichen Stimmungsschwankungen. Die Extrakte eignen sich auch zur zusätzlichen Behandlung bei fortschreitender Demenz und Alzheimer-Krankheit.

Die Einnahme von Tropfen oder Tabletten ist ferner angezeigt zur unterstützenden Behandlung von beeinträchtigtem Hörvermögen als Folge von Durchblutungsstörungen etwa durch ein Halswirbelsäulen-Syndrom. Ebenso sprechen schlecht durchblutete Beinarterien bei der Schaufensterkrankheit (Raucherbein) und einige Augenkrankheiten (Durchblutungsstörungen der Netzhaut, Makuladegeneration, Grüner Star) gut auf Tropfen oder Tabletten an. Injektion und Infusion werden nur vom Arzt durchgeführt. Sie enthalten gewöhnlich einen sehr viel höheren Anteil an Trockenextrakt und eignen sich deshalb zur Behandlung ausgeprägter Mangeldurchblutung und Mangelernährung des Gehirns, auch infolge von Arterienverkalkung mit und ohne psychische Ausfallserscheinungen.

Angezeigt sind Injektionen außerdem bei Durchblutungsstörungen der Beine infolge Arterienverkalkung und Gefäßschäden bei Zuckerkranken, bei denen ein Gewebezerfall (Gangrän) droht, beim Raucherbein und bei beginnenden Entzündungen der inneren Gefäßwandschichten der Beinarterien (*Endangiitis obliterans*). Auch die Raynaud-Krankheit, bei der sich die kleinen Arterien der Finger und Zehen schmerzhaft verkrampfen und Gewebeschäden drohen, sowie andere hormonal und nerval bedingte Gefäßstörungen lassen sich auf diese Weise behandeln.

Dauer der Behandlung

In einer Übersichtsarbeit zu klinischen und pharmakologischen Untersuchungen über den *Ginkgo biloba*-Extrakt, die 1992 in der renommierten medizinischen Zeitschrift

The Lancet veröffentlicht wurde, waren sich die Berater der niederländischen Arzneimittelbehörde, J. Kleijnen und P. Knipschild, noch nicht klar darüber, ob höhere Dosierungen wirklich zu stärkeren Wirkungen führen, was nach Abbruch der Behandlung geschieht und wie lange die Wirkung anhält. Soll die Behandlung zeitlebens fortgesetzt werden oder ist es sinnvoller, das Präparat nach einiger Zeit abzusetzen und dann erneut einzunehmen?

Im Bundesanzeiger vom Juli 1994, einer vom Bundesministerium der Justiz herausgegebenen Monographie über den »Trokkenextrakt aus *Ginkgo biloba*-Blättern«, finden sich auf diese Fragen folgende Antworten:

- Die Dauer der Behandlung mit *Ginkgo biloba* richtet sich nach der Schwere des Krankheitsbildes. Sie soll bei chronischen Erkrankungen mindestens acht Wochen betragen. Der Arzt hat nach einer Behandlungsdauer von drei Monaten zu überprüfen, ob die Behandlung fortgesetzt werden soll.

- Bei arteriellen Durchblutungsstörungen der Beine wird eine Verbesserung der Gehleistung in der Regel nur bei einer Behandlungsdauer von mindestens sechs Wochen erzielt. Bei altersbedingtem oder durch Mangeldurchblutung verursachtem Schwindel und Ohrensausen bringt eine Behandlung von länger als sechs bis acht Wochen offenbar keine weiteren therapeutischen Vorteile.

- Nebenwirkungen durch die Anwendung von Ginkgo-Extrakten sind sehr selten. Bei hochdosierten Präparaten kann es in manchen Fällen zu leichten Magen-Darm-Beschwerden, Kopfschmerzen oder allergischen Hauterscheinungen kommen. Vereinzelt wurden bei Infusionen Venenwandreizungen beobachtet, vor allem wenn die Kanüle nicht richtig in der Vene liegt. Bei Überempfindlichkeit gegen *Ginkgo biloba*-Extrakte muß der Arzt erwägen, ob diese abgesetzt werden müssen.

> *Es ruft unser geschichtliches Empfinden wach, wenn wir Ginkgo als ein Sinnbild der Unverändertheit, als ein Zeugnis aus jenen Welten sehen, die zeitlich so entfernt sind, daß sie für unseren menschlichen Verstand kaum noch faßbar sind.*
>
> Sir Albert Seward, 1938

HINWEIS

Wann reicht eine Selbstmedikation, wann sollte nur der Arzt Ginkgo verschreiben?

Zur Vorbeugung sowie zur Verbesserung der Leistungsfähigkeit bei beginnenden, also leichten Durchblutungsstörungen des Gehirns sind Sie zunächst mit einem standardisierten Ginkgo-Mittel gut bedient, das Sie in der Apotheke kaufen können.

Dennoch sollten Sie die Hintergründe Ihrer Beschwerden, da diese auf einer möglichen Grunderkrankung beruhen können, vom Arzt abklären lassen. Auf keinen Fall selbst behandeln dürfen Sie chronische arterielle Durchblutungsstörungen, die schon über längere Zeit bestehen. In diesen Fällen sollten die Diagnostik, die von den Krankenkassen erstattungsfähige Therapie sowie die Überwachung des Krankheitsverlaufs von einem erfahrenen Arzt, am besten von einem Gefäßspezialisten, vorgenommen werden.

Die häufigsten Indikationen

Hirnleistungsschwäche

Ginkgo-Extrakte sind heute vor allem bei Durchblutungsstörungen des Gehirns mit deren möglichen Folgeerscheinungen (Schwindel, Ohrensausen, Demenz) – neben Durchblutungsstörungen der Beine (Raucherbein) – die am häufigsten eingesetzten Mittel und fester Bestandteil der Schulmedizin. Nach den Erfahrungen der Ärzte liegt dies darin begründet, daß diese im allgemeinen sehr gut vertragen werden, keine Nebenwirkungen haben (z.B. auf das Herz-Kreislauf-System oder in Wechselwirkung mit anderen Medikamenten) und die Patienten eine deutliche Linderung ihrer Beschwerden feststellen.

Die Lebensqualität, insbesondere alter Menschen, hängt hauptsächlich von der Erhaltung der Kreislauf- und Hirnfunktion ab. Niemand weiß genau, wieviele Neuerkrankungen jährlich auftreten – eine Viertelmillion, 300 000 oder 400 000? Sicher ist nur, daß Hirnleistungsstörungen bei uns ständig zunehmen. Mediziner gehen davon aus, daß heute im Alter von siebzig Jahren fast jeder zehnte, mit achtzig jeder fünfte und unter den Neunzigjährigen jeder dritte an mehr oder weniger ausgeprägten Defiziten der Hirnleistung leidet. Sie gehören inzwischen neben Knochenschwund (Osteoporose) und Altersschwachsinn (Demenz) zu den häufigsten Alterskrankheiten.

TIP

Wenn Sie sich nicht mehr richtig konzentrieren können, über Vergeßlichkeit klagen, das Denken und die Wahrnehmung verlangsamt sind oder es Ihnen öfter schwindelig wird, sind das mögliche Zeichen dafür, daß Ihren Nervenzellen die Nährstoffe fehlen, die ein gut funktionierendes Gehirn braucht. Dies kann sich bereits in einem gestörten Schlaf-Wach-Rhythmus, als Abgeschlagenheit oder leichte Reizbarkeit bemerkbar machen.

Mit zunehmendem Alter nimmt die Hirndurchblutung bei den meisten Menschen ab, was wiederum einen verminderten Stoffwechsel zur Folge hat. Dieser Alterungsvorgang, der sich vorwiegend aus einer Arterienverkalkung erklärt, muß allerdings zu keinen nennenswerten hirnorganischen Ausfallserscheinungen führen, wenn die Arterien nicht zu stark verengt und verhärtet sind.

Besonders empfindlich auf eine Minderdurchblutung aber reagiert das Nervengewebe des Gehirns. Ohne die Funktion der Nervenzellen ist es nicht mehr richtig leistungsfähig: Gerät die Energiegewinnung, damit auch die Sauerstoffversorgung der Zellen, ins Stocken, arbeiten sie nur noch auf Sparflamme.

Das Blut liefert den Nervenzellen nicht nur Sauerstoff, sondern auch Traubenzucker (Glukose). Beide Stoffe werden bei der Zellatmung zur Energiegewinnung verbrannt, sie müssen ununterbrochen zugeführt werden. Um diese Aufgabe ständig erfüllen zu können, fließen über jeweils zwei Schlagadern im Hals und im Nacken 15 Prozent des gesamten, vom Herzen kommenden sauerstoffreichen Blutes ins Gehirn.

In bis heute 44 Studien wurde nachgewiesen, daß standardisierte Ginkgo biloba*-Extrakte eine Hirnleistungsschwäche positiv beeinflussen können. So nahmen in einer dieser Studien 300 Patienten entweder* Ginkgo biloba *oder ein Scheinmedikament (Plazebo) ein. Nach zwölf Wochen wurden beide Patientengruppen dem sogenannten Zahlenverbindungs-Test unterzogen, bei dem es darauf ankommt, in einer Ansammlung von Zahlen die richtigen Kombinationen rasch zu erkennen und miteinander zu verbinden.*
Für diesen Test benötigten die Patienten, die mit dem Ginkgo-Extrakt behandelt worden waren, etwa 48 Sekunden, die Versuchspersonen aus der Plazebogruppe dagegen 58 Sekunden. Der durchschnittliche Ausgangswert lag in beiden Gruppen bei 65 Sekunden.

Das Blut muß immer eine ausreichende Zuckermenge anliefern. Für die zu verbrauchende Energie des Gehirnstoffwechsels werden im Durchschnitt stündlich etwa 4 Gramm benötigt. Zu den Nährstoffen, die das Gehirn ebenfalls braucht, zählen Vitamine (vorrangig B-Vitamine), Spurenelemente und Mineralstoffe.

Fehlen sie oder reichen sie nicht aus, kann die Verarbeitung der energieliefernden Glukose behindert und der Stoffwechsel des Gehirns lahmgelegt werden. Aber auch die Vitamine A, C und E sind unentbehrlich. Mit ihrer Hilfe können die am Denkvorgang beteiligten Botenstoffe durch Enzyme hergestellt werden.

Typische Symptome für eine Hirnleistungsschwäche, die nicht alle gleichzeitig vorhanden sein müssen, sind Konzentrations- und Gedächtnisstörungen, besonders des Kurzzeitgedächtnisses, rasche Ermüdbarkeit, Schlafstörungen und Reizbarkeit. Hinzugesellen können sich eine Verlangsamung des Denkens, der Bewegungen,

Hauptsächliche Beschwerden, die sich durch die Behandlung mit Ginkgo-Extrakt bessern:

Hirnleistungsschwäche	*Vergeßlichkeit, Konzentrationsschwäche, Merkschwäche, Verlangsamung des Denkens, Schwindel, schnelle Ermüdbarkeit, vermindertes Durchhaltevermögen, Schlafstörungen, Antriebsarmut, depressive Verstimmungen, Kopfschmerzen, Stimmungsschwankungen, Unruhezustände, Ohrgeräusche, Angstgefühle, Hörminderung, Orientierungsstörungen*
Alzheimer-Krankheit	*Linderung oder vorübergehender Stillstand des geistigen Abbaus*
Raucherbein	*Verbesserung des Gehvermögens, Linderung von Schmerzen, Wundsein, Krämpfen und Müdigkeit in den Waden*

mitunter auch Anpassungsschwierigkeiten an die wechselnden Bedingungen des Alltags.

Schwerhörigkeit und Ohrgeräusche

Rund 14 Millionen Menschen in Deutschland hören eingeschränkt, schlecht oder gar nichts mehr. Etwa jeder dritte Erwachsene zwischen vierzig und fünfzig Jahren hört nicht wie er sollte, und jeder zweite Erwachsene, der über siebzig ist, kann über das Ohr nur noch so wenig aufnehmen, daß er in Gefahr ist, sich sozial zu isolieren.

Doch auch viele Jüngere haben »es an den Ohren«: Jeder vierte Jugendliche bis zum Alter von 21 Jahren kann hohe Töne nicht mehr richtig hören. Bei den Berufskrankheiten nimmt die Lärmschwerhörigkeit inzwischen den zweiten Platz ein – nach den Erkrankungen der Atemorgane. Diese Innenohr-Schwerhörigkeit wird durch hohe Schalleinwirkung auf das Gehör verursacht – meist durch häufige Lärmbelastung in Diskotheken oder aus dem Walkman, selten durch einen akuten Lärmschaden.

Die sogenannte Altersschwerhörigkeit kann bereits ab dem fünfzigsten Lebensjahr auftreten. Besonders hohe Töne werden dabei auf beiden Ohren nicht mehr gut wahrgenommen. Die Ursachen dafür sind vielfältig: Durchblutungsstörungen des Innenohrs und der Gehörnerven bestimmter Gehirnregionen durch Gefäßverengungen und degenerative Prozesse.

HINWEIS

Die durchblutungsfördernden Eigenschaften von Ginkgo biloba*-Extrakten entfalten sich bei den Symptomen der Altersschwerhörigkeit ebenso wie bei Ohrgeräuschen. Das ergab beispielsweise eine Therapiestudie mit 350 älteren Patienten, deren Schwerhörigkeit der HNO-Arzt durch Hörschwellentests und Sprachaudiogramme diagnostiziert hatte.*
Nach Beginn der Behandlung wurden die Patienten auf eine individuelle Erhaltungsdosis von vier bis sechs Dragees Ginkgo-Extrakt eingestellt. Nach drei Wochen berichteten 287 der Patienten (82 Prozent), daß sich ihr Hörvermögen, aber auch Begleitsymptome wie Ohrgeräusche gebessert hatten. Ihren Angehörigen waren schon nach acht bis zehn Tagen positive Veränderungen aufgefallen.

Zusammen mit einer Verschlechterung des Hörvermögens treten oft auch Ohrgeräusche auf. So war Ludwig van Beethoven (1770–1827) im Alter nicht nur fast vollständig taub, sondern klagte auch über quälendes Ohrensausen, und Friedrich Smetena (1824–1884) gab in seinem Streichquartett Nr. 1 sein Leiden sogar akustisch wieder. Bereits der römische Dichter und Philosoph Seneca hat die Symptome dieser Krankheit poetisch umschrieben, während sich der Maler Vincent van Gogh (1853–1890) aus lauter Verzweiflung über das ständige Ohrensausen sogar ein Ohr abschnitt.

An Tinnitus, so der medizinische Fachbegriff für Ohrgeräusche wie Sausen, Pfeifen, Rauschen, Zischen, Klingeln oder Klopfen, leiden immerhin sechs bis zehn Millionen Menschen in Deutschland – die meisten nur kurzzeitig, etwa 10 Prozent jedoch dauerhaft. Tinnitus kommt vom lateinischen tinnire, was soviel bedeutet wie klingeln.
Es wird vermutet, daß beim Tinnitus die feinen Haarzellen im Innenohr geschädigt sind, so daß es zu Fehlerregungen der Nervenzellen im Gehörnerv und im Gehirn kommt. Diese Fehlerregungen lösen dann falsche Signale aus, die von den gestörten Sinnes- und Nervenzellen ausgehen. Die Fehlinformationen werden zum Gehirn weitergeleitet und dort verarbeitet. Menschen mit Tinnitus nehmen dann fiktive Ohrgeräusche wahr, obwohl tatsächlich kein Schall ans Trommelfell dringt.

Die Ursachen für Ohrgeräusche sind vielfältig. An erster Stelle sind Energiemangel und Stoffwechselstörungen der Gehör- und Nervenzellen für die Schädigungen verantwortlich. Häufigste Ursache für Ohrgeräusche sind daher Durchblutungsstörungen zusammen mit Bluthochdruck, Fettstoffwechselstörungen und Zuckerkrankheit. Seltener verbergen sich dahinter andere Krankheiten wie Schäden an der Wirbelsäule und an den Kiefergelenken, langdauerende starke Beschallung, Gerinnungsstörungen oder allergische Reaktionen. Mitunter lösen auch Medikamente wie hochdosierte Schmerzmittel oder bestimmte Antibiotika einen Tinnitus aus.

Bei den psychischen Faktoren, die Ohrgeräusche auslösen, steht Streß an erster Stelle. Betroffen sind besonders Menschen, die »viel um die Ohren haben« und sich keine Muße und Stille gönnen. Da das Innenohr über eine Hirnarterie versorgt wird, wirkt sich eine verbesserte Hirndurchblutung auch auf das Hörorgan positiv aus. Deshalb können auch durchblutungsfördernde Medikamente eine Heilung von Ohrgeräsuchen herbeiführen. Als günstig hat sich eine Infusionsbehandlung mit Ginkgo-Extrakt erwiesen: Die roten Blutkörperchen werden dadurch weich und beweglich, sie verbessern so die Sauerstoffabgabe an die Gehörzellen im Innenohr sowie an die Nervenzellen des Gehörnervs und im Gehirn.

Mitunter kann auch Krankengymnastik durch Funktionsstörungen der Halswirbelsäule ausgelöste Ohrgeräusche beseitigen. In manchen Fällen bringt eine Chirotherapie Erleichterung. Eine chiropraktische Behandlung sollte aber nur von auf diesem Gebiet erfahrenen Ärzten vorgenommen werden. Helfen kann eventuell auch ein Tinnitus-Masker, ein kleines Gerät, das wie ein Hörgerät im Ohr getragen wird und Töne erzeugt, die man selbst regulieren kann, um die Ohrgeräusche sanft zu übertönen.

Die Hörfähigkeit bleibt dabei voll erhalten. Viele Betroffene profitieren auch von Entspannungsübungen, etwa durch autogenes Training, zu dem z.B. an Volkshochschulen Kurse angeboten werden. Bewährt hat sich als Behandlungsmethode auch das Biofeed-

TIP

Für die Therapie gilt bei Tinnitus wie bei allen Durchblutungsstörungen: Besinnen Sie sich auf eine gesunde Lebensweise und meiden Sie Gefäßgifte! Die wichtigsten Maßnahmen zur Vorbeugung und Behandlung sind eine ausgewogene Ernährung, Vermeiden von Streß, regelmäßiges sanftes Bewegungstraining, Rauchverzicht und regelmäßige ärztliche Kontrolle der Blutdruck-, Blutzucker- und Blutfettwerte. Je früher man mit einer Therapie beginnt, desto größer sind die Aussichten auf dauerhafte Heilung. Wenn man nach einem halben Jahr immer noch nichts gegen die Ohrgeräusche getan hat, kann die Krankheit chronisch werden. Aber auch Menschen, die schon seit Jahren von Ohrensausen geplagt werden, haben Chancen, davon erlöst zu werden, oder sie dürfen auf Besserung hoffen.

back, bei dem die Ohrgeräusche durch Reizeinwirkungen oder bloße Vorstellung positiv beeinflußt werden.

Auch Klangtherapie (Beeinflussung des Tinnitus durch harmonische Musik in der Entspannung), Akupunktur und in manchen Fällen sogar Hypnotherapie können Linderung schaffen.

Dagegen sollte auf Beruhigungsmittel zur Dämpfung der Fehlerregungen der Zellen möglichst verzichtet werden, denn sie unterdrücken nicht nur die Aktivität der gestörten, sondern aller Nerven- und Sinneszellen. Abgesehen von der Gefahr der Tablettenabhängigkeit führt dies zu einer Verlangsamung des Denkens, der psychischen Reaktionen und der Wahrnehmung.

Als »Infarkt im Ohr« wird der Hörsturz oft bezeichnet, bei dem der Betroffene plötzlich meist auf einem Ohr nichts mehr hören kann. Oft treten zugleich Ohrgeräusche und Ohrendruck auf. Auf einem Gesundheitsforum der *Süddeutschen Zeitung* verglich der Wiener HNO-Arzt Prof. Klaus Ehrenberger ein solches Ohr einmal mit einem Radiogerät: Ist der Sender ein wenig verstellt, dann pfeift es aus dem Radio (Tinnitus). Dreht man etwas weiter, pfeift es noch stärker, man hört es aber nicht mehr (Hörsturz).

Mögliche Auslöser eines Hörsturzes sind Durchblutungsstörungen, Infektionen, Stoffwechselleiden, immunologische Erkrankungen und häufig auch Streß. Zur Therapie werden duchblutungsfördernde Medikamente (meist als Infusion, u.a. von *Ginkgo biloba*) und die hyperbare Sauerstoff-Behandlung eingesetzt, bei der die Patienten in einer Druckkammer reinen Sauerstoff einatmen. Dies wirkt u.a. abschwellend auf das geschädigte Gewebe im Ohr. Die Sauerstoff-Behandlung wird seit kurzem auch bei Tinnitus eingesetzt.

Schwindel und Gleichgewichtsstörungen

Ärzte schlagen Alarm: In ihre Praxen kommen immer mehr Patienten, die über Schwindelanfälle klagen. Nach Kopfschmerzen sind Schwindelgefühle bereits das zweithäufigste Symptom. Oft ist der Schwindel harmlos. Aber er kann auch ein Warnsignal für eine ernste Erkrankung sein.

Als Schwindel werden alle unangenehmen Empfindungen bezeichnet, die im Zusammenhang mit Störungen der räumlichen Orientierung auftreten. Die Beschwerden reichen von Drehempfindungen, Lift- oder Schwankgefühl, Gangunsicherheit und Fallneigung bis zu Schwarzwerden vor den Augen, Übelkeit, Brechreiz und undefinierbaren Kopfschmerzen.

Es gibt mindestens 300 Ursachen für Schwindel. Sie lassen sich vier großen Gruppen zuordnen:

- Herz-Kreislauf-Störungen (hoher und niedriger Blutdruck, Herzrhythmusstörungen)
- Vegetative Störungen (Streß, Wetterfühligkeit, Menstruationsbeschwerden)
- Halswirbelsäulensyndrom
- Erkrankungen im Innenohr (Infektionskrankheiten)

Der häufigste, allerdings noch harmlose Grund für Schwindel ist ein extrem niedriger Blutdruck. Er kündigt sich typischerweise mit Benommenheit und Schwarzwerden vor den Augen an und wird begünstigt durch rasches Aufstehen (vor allem morgens aus dem Bett), langes, bewegungsloses Stehen, Hitze, Übermüdung oder auch durch Hunger.

Gewöhnlich helfen ein paar einfache vorbeugende Maßnahmen, um den Kreislauf zu stabilisieren: Schlafen mit erhöhtem Oberkörper, langsames Aufstehen am Morgen, regelmäßige Bewegung (günstig sind Schwimmen, Radfahren, Jogging) und Gefäßtraining (Wechselduschen, Trockenbürsten-Massagen, ein Bad mit Rosmarinöl) und Ginkgo-Kräutertee (zwei Tassen am Tag). Wichtig ist außerdem, ausreichend zu trinken (mindestens eineinhalb Liter pro Tag), denn wenn der Körper zu wenig Wasser aufnimmt, reagiert er mit Kreislaufproblemen und damit mit Schwindelattacken und Schwarzwerden vor den Augen.
Ernst wird es dann bei starkem Schwindel. Typisch ist dafür ein so starkes Ohrensausen, daß man kaum mehr etwas versteht. Dahinter können sich Gefäßverengungen im Gehirn verbergen. Auch Sehstörungen kommen vor: Man sieht Dinge plötzlich doppelt. Das kann ein Hinweis auf eine beginnende Augenkrankheit sein (Grüner Star).

Insbesondere bei chronischen Schwindelbeschwerden sind Durchblutungsstörungen der verschiedenen Sinnesorgane und Gehirnregionen die häufigste Ursache. Auch Herzrhythmusstörungen, Herzerkrankungen oder Lungenfunktionsstörungen können Schwindel verursachen, wenn das Ge-

Tip

Wenn der Schwindel naht, sollten Sie sich am besten gleich hinsetzen oder hinlegen und die Beine hoch lagern.
Wenn das nicht möglich ist, überkreuzen Sie die Beine und spannen Sie alle Beinmuskeln kräftig an. Diese Muskelpumpe versorgt das Herz mit Blut, das für die Hirndurchblutung benötigt wird. Kommt es trotz dieser Maßnahmen zu Ohnmachten, ist unbedingt ein Arzt aufzusuchen. Er wird nach möglichen organischen Ursachen wie Herz- oder Gefäßerkrankungen suchen.

hirn dabei zu wenig Sauerstoff und Nährstoffe über das Blut erhält. Nicht selten wird der Schwindel auch von Konzentrationsstörungen und psychischer Gereiztheit begleitet, wenn mehrere Hirnregionen schlecht durchblutet sind.

TIP

Mit einem einfachen Test können Sie herausfinden, ob Ihre Schwindelanfälle harmlos sind oder nicht: Stellen Sie sich dazu mit geschlossenen Füßen aufrecht hin. Strecken Sie die Arme lang aus und schließen Sie die Augen. Können Sie auf diese Weise eine halbe Minute lang gerade stehen, ohne zu schwanken, wobei Sie am besten jemand beobachten sollte, brauchen Sie sich weiter keine Sorgen zu machen. Tritt bei Ihnen Schwindel aber akut auf oder sind leichte Unsicherheitsgefühle für Sie ein ständiges Problem, sollten Sie Ihren Arzt aufsuchen. Er kann durch eine genaue Schilderung Ihrer Beschwerden sowie durch verschiedene Untersuchungen die meisten Schwindelursachen abklären und eine wirksame Therapie einleiten.

Bei Hirnleistungsstörungen im Alter kommt es zum Nachlassen verschiedener Gehirnfunktionen. So läuft die Informationsverarbeitung im Gehirn langsamer ab, damit aber auch die Reaktion des Gleichgewichtszentrums auf Lageveränderungen, was wiederum eine allgemeine Unsicherheit oder andere uncharakteristische Schwindelbeschwerden hervorrufen kann.

Ein Drehschwindel ist manchmal auch durch einen Ausfall eines der drei Gleichgewichtsorgane oder des Gleichgewichtsnervs bedingt. Typisch dafür sind Übelkeit und eine Fallneigung zur erkrankten Seite hin. Dahinter verbergen sich entweder entzündliche Ursachen, ein Schlaganfall oder eine Unterbrechung der Blutzufuhr.

Gegen die beschriebenen Formen des Schwindels gibt es Arzneimittel, die dämpfend wirken (vor allem Beruhigungsmittel und Mittel gegen Übelkeit). Dämpfende Medikamente sind allerdings nur im akuten Zustand zur Unterdrückung des Schwindelgefühls gerechtfertigt. Über lange Zeit eingenommen, verhindern sie die von der Natur eingerichteten Möglichkeiten der Erholung des Gleichgewichtssystems. Über kurze Zeit und unter ärztlicher Anleitung eingenommen, können sie den Kranken jedoch reaktivieren und – etwa beim gutartigen Lagerungsschwindel – eine Übungsbehandlung oft erst ermöglichen.

Als Ergänzung des Aktivierungstrainings sind durchblutungsfördernde Arzneimittel wie *Ginkgo biloba*-Extrakt angezeigt. Damit werden die Versorgung der Fühlorgane im Innenohr, des Gleichgewichtsnervs und des Gehirns mit Sauerstoff und Nährstoffen verbessert sowie die Regulierungsabläufe im Gehirn gefördert. Die Einnahme eines solchen Arzneimittels beschleunigt die Wiederherstellung des Gleichgewichts und unterstützt die Verarbeitung der Reize, die durch das Aktivierungstraining auf das Gleichgewichtszentrum ausgeübt werden. Bei Schwindel als Symptom einer altersbedingten Arteriosklerose, die sich als Hirnleistungsstörung äußert, ist ebenfalls eine Kombination aus Arzneimittelbehandlung und gleichgewichtsförderndem körperlichem Training sinnvoll. Auch hier kann eine Therapie mit einem *Ginkgo biloba*-Spezialextrakt in Form von Tabletten oder als Lösung die Arbeit der Zellen im Gehirn und im Gleichgewichtszentrum unterstützen, so daß Schwindel und Unsicherheiten beim Gehen nachlassen.

Oft hat ein Schwindel aber auch Ursachen, die man selbst beheben kann. Beispiele dafür sind eine schlecht angepaßte Brille, eine schiefe Haltung vor dem Fernseher, der im falschen Winkel steht, aber auch Alkohol und Nikotin. Obwohl Wein in geringen Mengen (maximal ein Viertel Liter täglich) getrunken, bekanntlich zu den anregenden Genußgiften zählt, kann sich der aktivierende Effekt umkehren und wie ein dämpfendes Medikament wirken, wenn diese Grenze überschritten wird. Außerdem dringt Alkohol in das Gleichgewichtsorgan des Innenohrs ein und kann dieses erheblich schädigen.

HINWEIS

In einer Doppelblindstudie mit siebzig Patienten konnte gezeigt werden, daß sich nach dreimonatiger Behandlung mit Ginkgo biloba-*Extrakt der Schwindel bei 74 Prozent der Fälle gebessert hatte. In der vergleichenden Gruppe, die statt dessen ein Scheinmedikament (Plazebo) erhielt, empfanden nur 18 Prozent der Patienten eine Besserung.*

Dagegen sind Kaffee und Tee erlaubt, solange keine medizinischen Gründe die Aufnahme von Koffein verbieten. Im Gegenteil: Der den Wachheitsgrad fördernde Effekt wirkt sich im gleichen Sinne auf die Koordinations- und Kontrollzentren im Hirnstamm aus. Da Schwindelbeschwerden eine Orientierungsstörung und für den Gesamtorganismus eine erhebliche Belastung bedeuten, muß der Schwindelkranke im Straßenverkehr besonders vorsichtig sein.

Migräneartige Kopfschmerzen

Schwindelähnliche Beschwerden tauchen häufig auch bei Migräne oder migräneartigen Kopfschmerzen auf. In Deutschland leidet etwa jeder achte unter diesen einseitigen Kopfschmerzen. In den meisten Fällen beginnt die Migräne zwischen dem zehnten und zwanzigsten Lebensjahr und tritt bei Zwanzig- bis Vierzigjährigen am häufigsten auf. Zwei Drittel der Betroffe-

Tip

Wer die auslösenden Faktoren seiner Migräne kennt und etwa auf ein bestimmtes Nahrungsmittel verzichtet, seine Schlafgewohnheiten ändert oder versucht, Streß abzubauen, hat gute Chancen, Attacken abzuschwächen oder gar zu vermeiden.
So können Rotwein, Schokolade oder Käse bei einigen Patienten einen Anfall hervorrufen. Auch Kaffee oder dessen Entzug, zuwenig oder zuviel Schlaf, Lärm, flackerndes Licht, Zeitverschiebungen nach Fernreisen oder auch die Menstruation gehören zu den Auslösern. Ein sogenanntes Streßbewältigungs-Training gelingt oft nur unter psychotherapeutischer Anleitung. Die Schmerzambulanzen der großen Kliniken oder Schmerztherapeuten bieten solches Training in Gruppen an, wo zunächst die individuellen Auslösefaktoren anhand eines vom Patienten zu führenden Kopfschmerztagebuchs und durch Streßanalyse ermittelt werden.
Während der Therapiesitzung erleben die Betroffenen ihre Stressoren (etwa Lärm) körperlich nach. Sie lernen anschließend, diese Reize durch eine sogenannte Gegenkonditionierung zu überwinden. Bewährt hat sich hier ein muskuläres Entspannungstraining oder autogenes Training, das man später im Alltag leicht selbst ausführen kann. Auch locker betriebener Ausdauersport – am günstigsten sind Schwimmen, Radfahren und Jogging – können die Kopfschmerzen lindern. Manchen hilft auch Yoga, Akupunktur oder ein Gefäßtraining, das von einigen Spezialeinrichtungen für Migränekranke angeboten wird.

nen sind Frauen, und etwa drei von vier Patienten ist die Veranlagung dafür in die Wiege gelegt. Migräne ist bislang nicht heilbar, aber die Anfälle lassen sich abschwächen oder verhüten.

Die Schmerzen gehen meist von einer Kopfhälfte aus, strahlen aber zur anderen Seite hin aus. Sie sind häufig von Übelkeit begleitet. Auch hier handelt es sich um Durchblutungsstörungen im weitesten Sinne, obwohl die Prozesse im Gehirn anders verlaufen als bei der Arterienverkalkung. Aus noch ungeklärten Gründen ziehen sich bei Migräne die Blutgefäße im Gehirn durch vom Körper freigesetzte, stark gefäßverengende Stoffe zusammen. Es kommt zu einer Verkrampfung der Hirngefäße, die sich später wieder löst und in eine schlaffe Gefäßerweiterung übergeht. Die Blutgefäße erschlaffen dabei nicht nur im Gehirn, sondern auch im Bereich der Kopfhaut, des Gesichts und der Schläfen. Nach neueren Erkenntnissen sind für die Migräne sowohl der Zustand der Blutgefäße als auch die Reaktionen der entsprechenden Nervenzellen im Gehirn verantwortlich.

Während einer Migräneattacke weiten sich die kleinen Äderchen in der Hirnhaut besonders stark; sie werden leicht durchlässig. Durch die undichten Stellen treten bestimmte Wirkstoffe aus dem Blut in das Gewebe der Hirnhaut über. Diese Wirkstoffe – sogenannte Botenstoffe – verstärken die Gefäßerweiterung noch und verursachen für kurze Zeit einen Stau von Gewebewasser, eine ausgeprägte Schwellung und verstärkte Durchblutung. Das sehr empfindliche Nervengeflecht der Hirnhaut wird dabei gereizt, und der typische Migräneschmerz entsteht. Schon das normale Pulsieren des Blutes in den Kopfadern ist dann imstande, unerträgliche Schmerzen hervorzurufen.

Hinweis

In einer Doppelblindstudie wurde die Wirksamkeit des Ginkgo biloba*-Extrakts zwei Monate lang bei sechzig Kopfschmerzpatienten untersucht. Das Medikament wurde entweder beim Auftreten eines Migräneanfalls in einer hohen einmaligen Dosierung oder als Basisbehandlung der Migräneerkrankung verabreicht. Achtzig Prozent der Versuchspersonen mit echter Migräne wurden durch die Behandlung fast vollständig von ihren Beschwerden befreit. Die Ergebnisse waren bei nicht-migräneartigen Kopfschmerzen weniger eindeutig.*

Leichte Migräneattacken lassen sich oft auch dadurch bekämpfen, daß man sich in ein ruhiges, abgedunkeltes Zimmer zurückzieht und zu schlafen versucht. Sind die Schmerzen weniger stark, kann auch das Auflegen von Eisbeuteln helfen, einige Betroffene empfinden andererseits nur durch heiße Kompressen Linderung. Auch physiotherapeutische Maßnahmen durch erfahrene Krankengymnasten helfen in manchen Fällen bei akuten Schmerzattacken.

Die medikamentöse Behandlung ist in erster Linie symptomatisch; sie konzentriert sich darauf, Kopfschmerzen und Übelkeit zu unterdrücken. Viele Betroffene werden also bei akuten Anfällen gelegentlich auf Medikamente zurückgreifen müssen. Bei leichten Attacken empfehlen sich zur Schmerzbekämpfung einfache, frei verkäufliche Schmerzmittel. Sinnvoll ist auch ein Versuch mit durchblutungsfördernden Medikamenten wie *Ginkgo biloba*. Diese Arzneimittel beeinflussen zusätzlich den Gefäßtonus günstig und dichten die Hirngefäße ab.

Bei mittelschweren und schweren Migräneanfällen sowie bei Übelkeit sind für eine wirksame Behandlung gewöhnlich verschreibungspflichtige Wirkstoffe erforderlich. In jüngster Zeit wurden Medikamente entwickelt, die vorrangig die entzündungsfördernde und gefäßerweiternde Wirkung der Botenstoffe auf die Adern blockieren. Sie sind allerdings für Menschen mit hohem Blutdruck oder einer Herzerkrankung unverträglich, da sie nicht nur die erschlafften Hirnarterien, sondern auch andere Blutgefäße – vor allem die Herzkranz-Adern – verengen.

Alzheimer-Krankheit

Als der Arzt Alois Alzheimer 1906 als erster die Symtpome der nach ihm benannten Krankheit beschrieb, konnte er nicht ahnen, daß die Alzheimersche Krankheit neunzig Jahre später schon die vierthäufigste Todesursache sein würde. Weil die Menschen immer älter werden, wird seit etwa sechzig Jahren in den Industriestaaten ein Ansteigen der Fälle von Hirnleistungsstörungen und Demenzerkrankungen beobachtet. Mehr als die Hälfte rechnet man dabei zu den Erkrankungen vom Alzheimer-Typ. Die Symptome sind im Anfangsstadium selten eindeutig. Versagt das Kurzzeitgedächtnis und sind alltägliche Verrichtungen nicht mehr ohne weiteres möglich, können das deutliche Signale sein – beispielsweise wenn eine Hausfrau plötzlich Mühe hat, ein Gericht zu kochen, das sie jahrelang problemlos auf den Tisch brachte.

Hinweis

In mehreren klinischen Studien wurde nachgewiesen, daß bei langdauernder Gabe von Ginkgo-Extrakten die Blut-Sauerstoff-Versorgung der Gewebe gesteigert und der Energiemangel im Stoffwechsel ausgeglichen wird.
Weil sich auch von der Alzheimer-Krankheit betroffene Patienten nach vier- bis sechswöchiger Behandlung zu Beginn der Krankheit oft vitaler fühlen oder glauben, ihr Leben wieder besser im Griff zu haben, wird heute von vielen Ärzten Ginkgo biloba *zur Dauerbehandlung empfohlen und eingesetzt.*
Im Rahmen einer Anwendungsstudie haben über tausend Ärzte beobachtet, welche Beschwerden bei verschiedenen Demenzformen am häufigsten sind und ob sich diese bei der Behandlung mit Ginkgo biloba*-Extrakt besserten.*
Aus mehr als 13 000 Patientenprotokollen standen die Symptome Vergeßlichkeit, Konzentrations- und Merkschwäche an der Spitze. Hinzu kamen körperliche Beschwerden wie Schwindel, Kopfschmerz und Ohrgeräusche. Übereinstimmend zeigten alle Ergebnisse, daß sich vor allem das Gedächtnis und die Wachheit der Patienten aufgrund der medikamentösen Behandlung deutlich besserten.

Nicht jede Gedächtniseinbuße muß einen älteren Menschen fürchten lassen, an der Alzheimer-Krankheit zu leiden. Zwar können auch altersbedingte Hirnfunktionsstörungen zu Beginn der Erkrankung ähnliche Beschwerden hervorrufen, Leitsymptom der Alzheimer-Demenz ist jedoch rasch fortschreitender Gedächtnisschwund, der viele andere seelisch-geistige Funktionen in Mitleidenschaft zieht. Außerdem treten Desorientierung in Raum und Zeit, Probleme des Erkennens, Sprechens und des Bewegungsablaufs sowie zunehmende intellektuelle Mängel auf. In fortgeschrittenen Stadien kommt es zu drastischen Veränderungen des Seelenlebens und der Persönlichkeit.

Vermutlich beginnt die Krankheit bereits etwa dreißig Jahre vor dem Auftreten der ersten Symptome, ohne daß man in dieser langen Phase etwas bemerkt. Stehen anfangs Gedächtnisstörungen im Vordergrund, kommen später zunehmend andere seelisch-geistige Ausfallserscheinungen hinzu. Der Patient wird immer hilfs- und pflegebedürftiger; er kann im Endstadium nur mit intensiver fremder Hilfe überleben, da das Gehirn den Körper nicht mehr steuern kann.

Die Krankheitsursachen sind noch nicht restlos geklärt. So scheinen Genveränderungen vor allem beim Chromosom 21 eine Rolle zu spielen. Hinzu kommen Durchblutungs-, Stoffwechsel- und Immunstörungen sowie biochemische Veränderungen im Gehirn, möglicherweise auch Infektionen durch Viren und Zellschädigungen durch Freie Radikale. Hirnorganische Folgen sind Schwund der Großhirnrinde mit ihren rund zehn Milliarden Zellen, Zerstörung der Nervenzellen, übermäßige Ablagerung des Eiweißstoffs Beta-Amyloid zwischen den Hirnzellen und Bildung abnormer Bläschenstrukturen im Hirngewebe.

Die langfristige Behandlung mit Ginkgo-Extrakten hilft nicht nur Patienten mit einer Hirnleistungsstörung, sondern auch Alzheimer-Kranken. Während sich die Beschwerden bei Hirnleistungsschwäche durch diese Therapie häufig innerhalb weniger Wochen bessern, ist eine völlige Wiederherstellung des ursprünglichen Zustands bei der Alzheimer-Krankheit jedoch nach wie vor aussichtslos.

Der fortschreitende geistige Verfall kann mit einem therapeutischen Gesamtkonzept (Medikamente, Gehirntraining, Bewegungstherapie und körperliche Aktivierung sowie psychotherapeutische Beratung und Führung) erheblich verzögert werden, vorausgesetzt die Behandlung beginnt bereits in einem frühen Krankheitsstadium. Auf diese Weise läßt sich möglicherweise sogar zeitweise ein Stillstand des geistigen Verfalls erreichen. Die Patienten gewinnen so wieder etwas mehr Lebensqualität und Selbständigkeit. Ihre sie pflegenden Angehörigen werden entlastet.

Schaufensterkrankheit

Mit krampfartigen Wadenschmerzen bei angestrengtem Gehen fängt es in der Regel an: Arteriosklerotisch verengte Blutgefäße in den Beinen – seltener in den Armen – sind der erste deutliche Hinweis darauf, daß die Muskeln dieser Regionen nicht mehr genügend Blut und Sauerstoff erhalten. Schreitet die Verengung der Becken- und Beinschlagadern weiter voran und gelangt dadurch immer weniger Blut in die erkrankten Gliedmaßen, wird die Strecke, die der Betroffene zu Fuß zurücklegen kann, immer kürzer. Er muß dann häufiger Ruhepausen einlegen, damit sich die Beinmuskeln wieder erholen können. Das Betrachten von Schaufensterauslagen wird – besonders von älteren Menschen – häufig als Grund für die Pause vorgeschoben. Nach einigen Minuten verschwinden die Beschwerden, sie treten beim Gehen jedoch erneut auf.

Von diesen Durchblutungsstörungen sind Männer fünfmal häufiger betroffen als Frauen. Von über 65jährigen Männern werden bereits 34 Prozent davon geplagt, diagnostiziert wird die arterielle Verschlußkrankheit, so der medizinische Fachausdruck, allerdings nur etwa bei 11 Prozent der männlichen Gesamtbevölkerung.
In schweren Fällen, zumeist im Spätstadium, ist die Blutzufuhr in den Beinmuskeln so unzureichend, daß Schmerzen schon im Ruhezustand auftreten. Ein großes Problem sind dann offene Beine durch große Hautgeschwüre an den Unterschenkeln, die nur schwer abheilen und im schlimmsten Fall zum Absterben des Gewebes führen (Gangrän). Durch rechtzeitige Behandlung läßt sich in einigen Fällen verhindern, daß eine Amputation des erkrankten Gliedes erwogen werden muß.

Hinweis

In einer sogenannten Metanalyse wurden die Ergebnisse von fünf vergleichbaren klinischen Studien zusammengefaßt.
Bei den insgesamt 275 Patienten mit arterieller Verschlußkrankheit kam es demzufolge unter einer vier- bis sechswöchigen Behandlung mit einem standardisierten Ginkgo biloba*-Extrakt zu einer deutlichen Verlängerung der zurückgelegten mittleren Gehstrecke, die um etwa 25 Prozent höher lag, als bei Gabe eines Scheinmedikaments (Plazebo).*

Faktoren, welche die Risiken von Verkalkungen der Becken- und Beinarterien begünstigen, sind Bluthochdruck, Entgleisungen des Fettstoffwechsels, ein schlecht eingestellter Diabetes mellitus, Gicht und vermehrte Streßsituationen. Gefährdet sind insbesondere langjährige Raucher: Mehr als neunzig Prozent der Betroffenen sind oder waren mäßige bis starke Raucher. Deshalb wird diese Krankheit im Volksmund auch als »Raucherbein« bezeichnet. Junge Männer und Frauen können schon in frühen Jahren allein durch den Zigarettenkonsum Verengungen oder gar Verschlüsse der Becken- und Beinarterien bekommen.

Die Verschlußkrankheit läuft typischerweise in vier Stadien ab:

- Im Stadium I gibt es meist noch keine Beschwerden. Die Beine können auffallend kalt sein. Eine verminderte Durchblutung kann zufällig bei einer Routineuntersuchung erkannt werden. Nicht selten sind bei Männern Potenzstörungen ein erstes Anzeichen für eine krankhafte Durchblutungsstörung in den Beckenarterien.

- Im Stadium II treten beim Gehen nach einer bestimmten Wegstrecke Schmerzen auf. Wegen des häufigen Stehenbleibens spricht man auch von vorübergehendem oder intermittierendem Hinken (*Claudicatio intermittens*). Die Gebiete hinter der Gefäßverengung oder dem Verschluß erhalten nicht mehr genügend Sauerstoff und Nährstoffe, und auch die Stoffwechselschlacken bleiben länger im Gewebe.

- Im Stadium III kommt es zu Schmerzen bereits in der Ruhelage und im Liegen – besonders nachts trotz Hochlagerung der Beine im Bett. Viele Patienten können die Schmerzen lindern, indem sie aufstehen und umhergehen oder das betroffene Bein von der Bettkante herabhängen lassen. In diesem Stadium verändert sich auch sichtbar und fühlbar die Haut des betroffenen Beines: Sie wird blaß und farblos, zum Teil treten landkartenartige, glänzende Rötungen als Zeichen der verminderten Durchblutung auf.

- Im Stadium IV können schlecht abheilende Geschwüre auftreten und sich einzelne Zehen oder der ganze Vorfuß schwarz verfärben. Häufig kommt es zu sehr starken Schmerzen. Infektionen am betroffenen Fuß können lebensbedrohlich werden und, wenn nicht rechtzeitig behandelt wird, eine Amputation unumgänglich machen.

Am Anfang jeder Diagnose steht das ärztliche Gespräch. Aus der Beschreibung des Beschwerdebildes kann der Arzt oder die Ärztin bereits wichtige Rückschlüsse auf Durchblutungsstörungen gewinnen. Das Tasten der Fußpulse und das Abhören der Arterien mit dem Stethoskop bestätigen häufig schon die Verdachtsdiagnose. Mit einem speziellen Meßgerät und anhand aufblasbarer Blutdruckmanschetten können die Pulsschwankungen, die durch das einströmende Blut entstehen, sichtbar gemacht werden (Oszillogramm). Besteht nach diesen Untersuchungen der dringende Verdacht auf eine arterielle Verschlußkrankheit der Beine, läßt sich dieser in der Regel mit einer röntgenologischen Kontrastmitteldarstellung der Becken- und Beingefäße erhärten.

Weitere Tips, die Ihnen das Leben mit dieser Krankheit erleichtern können:

- Seien Sie vorsichtig bei der Nagelpflege; lassen Sie die Pediküre nur von einem Spezialisten durchführen.
- Gehen Sie bei Verletzungen am Fuß sofort zum Arzt.
- Tragen Sie bequeme Schuhe, die nicht drücken.
- Gehen Sie nicht barfuß.
- Vermeiden Sie feuchte und kalte Füße.
- Halten Sie die Füße warm und trocken, nehmen Sie aber weder heiße Fußbäder, noch benutzen Sie Wärmflasche oder Heizkissen.
- Kontrollieren Sie regelmäßig die Fußsohlen und Zehenzwischenräume.
- Vermeiden Sie unbequeme, eng anliegende Kleidung, zu enge Gürtel und einschnürende Strümpfe; schlagen Sie die Beine nicht übereinander.

Im Stadium I und II ist es wichtig, die Durchblutung durch regelmäßiges und konsequentes Gehtraining sowie durch ein spezielles gymnastisches Übungsprogramm zu aktivieren. Im Alltag ist jede Gelegenheit zu nutzen, sich regelmäßig und so oft wie möglich zu bewegen. Gehtempo, Gehstrecke und Steigung dürfen allerdings nicht zu starken Schmerzen in den Beinen führen. Am wirksamsten ist das sogenannte Intervalltraining in einer ambulanten Gefäßsportgruppe. In vielen deutschen Städten haben die *Deutsche Gesellschaft für Gefäßsport* und die *Deutsche Gefäßliga* entsprechende Gruppenkurse eingerichtet. Unter fachlicher Anleitung eines ausgebildeten Krankengymnasten werden zwei- bis dreimal wöchentlich gezielte Übungsbehandlungen absolviert.

Ein solches Gehtraining verbietet sich allerdings, wenn die Verschlußkrankheit zu weit fortgeschritten ist oder wenn gleichzeitig eine Erkrankung der Herzkranzgefäße vorliegt, da das Herz dadurch möglicherweise zu stark belastet wird. Bei einer

TIP

Wurde bei Ihnen eine arterielle Verschlußkrankheit festgestellt, sollten Sie spätestens jetzt damit beginnen, Risikofaktoren auszuschalten, damit sich die Beschwerden nicht verschlimmern. Das heißt, Sie müssen auf eine vernünftige, ausgewogene und fettarme Ernährung achten und vorhandenes Übergewicht abbauen (Gewichtskontrolle!). Ihr Arzt wird Ihnen mitteilen, inwieweit Ihre bestehenden Risikofaktoren – Bluthochdruck, erhöhte Blutfettwerte, Zuckerkrankheit etc. – behandelt werden müssen. Rauchverzicht durch Entwöhnung ist unbedingt anzustreben. Außerdem sollten Sie sich vor Verletzungen und Infektionen des Beines und der Füße hüten.

allgemeinen Arterienverkalkung kann es nämlich gleichzeitig zu Durchblutungsstörungen des Herzens kommen.

Wenn es rechtzeitig gelingt, durch Umstellung auf eine gesunde Lebensweise die Verschlußkrankheit zu mildern und im günstigsten Fall sogar zum Stillstand zu bringen, kann eine Operation zur Wiederöffnung des verschlossenen Gefäßes in vielen Fällen vermieden werden. Auch Selbstheilungskräfte des Organismus tun ein übriges: Kleinere Seitenäste der Schlagadern erweitern sich mit der Zeit und bilden Umgebungs- bzw. Kollateralkreisläufe, um die Versorgung der Beinmuskeln mit Blut zu verbessern.

Oft genügen jedoch diese und die geschilderten Verhaltensregeln allein nicht mehr. Ihr Arzt wird Ihnen dann zusätzlich Medikamente verordnen. Gerinnungshemmende Arzneimittel verhindern das Fortschreiten von Gefäßverschlüssen. Medikamente wie der *Ginkgo biloba*-Extrakt verbessern die Durchblutung; sie können den Muskelstoffwechsel günstig beeinflussen. Die vom Arzt verordneten Präparate zur Bekämpfung der arteriellen Verschlußkrankheit sollten regelmäßig in der vorgeschriebenen Dosierung und in der Regel über eine längere Zeit eingenommen werden.

Schlaganfall

Bei extremem Sauerstoffmangel droht die Energiegewinnung völlig zusammenzubrechen, und ein Schlaganfall kann die Folge sein. Drei wichtige Ursachen führen zum Schlaganfall: Entweder wird eine verkalkte Arterie durch ein Blutgerinnsel (Thrombose) verbarrikadiert, so daß kein Blut mehr in die dahinterliegenden Gehirnbezirke fließt. Oder der Gefäßverschluß entsteht durch Blutgerinnsel, die aus anderen Körperstellen in das Gehirn geschwemmt werden (Embolie). Im Extremfall kann eine Gehirnarterie auch zerreißen. Die häufigsten Symptome des Hirnschlages sind Lähmungen, Taubheit in bestimmten Körperbereichen, Ausfälle der Sprache oder des Sehens.

Ob ein Schlaganfall mit Medikamenten oder durch eine Operation behandelt werden kann, hängt von seiner Ursache ab. Eine Hirnblutung, vor allem bei jüngeren Patienten, wird möglichst schnell operativ beseitigt. Bei hochgradig eingeengter Halsschlagader durch Arterienverkalkung können die Ablagerungen an der Gefäßinnenwand operativ ausgeräumt werden (Thrombektomie). Zur medikamentösen Behandlung werden heute Mittel zur Blutverdünnung sowie zur Verbesserung der Fließeigenschaften verwendet. *Gingko biloba* ist in einer Vielzahl von Präparaten als zusätzlicher gefäßaktiver Wirkstoff verarbeitet, um die Heilung zu unterstützen.

Wer rastet, der rostet

Bewegung hält fit

Daß »ein gesunder Geist in einem gesunden Körper wohnt«, wußten schon die alten Römer: Bewegung fördert die Durchblutung und versorgt das Gehirn mit Sauerstoff. Regelmäßige körperliche Betätigung und ein leichtes Fitneßtraining sind daher wichtige Maßnahmen zur Vorbeugung und Bekämpfung einer beginnenden Arterienverkalkung. Hier sind nicht sportliche Höchstleistungen gefragt, sondern weniger belastende Ausdauersportarten wie Jogging, Schwimmen, Radfahren, Gymnastik, aber auch Spazierengehen oder leichte Gartenarbeit.

TIP

Für das Fitneßtraining, gleich ob Sie jung oder alt sind, gilt: Täglich den Puls auf 180 Schläge minus Lebensalter bringen. Sind Sie 65 Jahre alt, sollte Ihr Herz also 115 mal, höchstens 130mal pro Minute schlagen. Am wirkungsvollsten ist ein halbstündiges Körpertraining am Tag. Aber auch wenn Sie sich täglich nur zu fünf Minuten Gymnastik aufraffen können, ist das immer noch besser als gar nichts. Am leichtesten gewöhnt man sich regelmäßige Bewegung an, wenn man sie wie Zähneputzen oder Frühstücken zur täglichen Gewohnheit macht.

Gehirn-Jogging

Regelmäßiges Training der körperlichen und geistigen Fitneß trägt dazu bei, unsere kleinen grauen Zellen bis ins hohe Alter leistungsfähig zu erhalten. Das Gehirn und seine Funktionen lassen sich jedoch auch dann noch trainieren, wenn intellektuelle Leistungen wie Gedächtnis, Konzentrationsfähigkeit und die Wahrnehmung bereits nachgelassen haben.

Wissenschaftler haben herausgefunden, daß die erste Schädigung der Blutgefäße des Gehirns unmerklich bereits ab dem 45. Lebensjahr beginnen kann. Schon in diesem Anfangsstadium lohnt es sich, etwas für die bessere Gehirndurchblutung und die Merkfähigkeit zu tun. Wie beim Sport, bei dem die Athleten nur durch tägliches Training gute körperliche Leistungen vollbringen können, muß auch das Gehirn ständig gefordert und trainiert werden.

Viele schöpferische Leistungen berühmter Menschen sind im Alter entstanden. Maler wie Pablo Picasso (1881-1973) und Marc Chagall (1887-1985), Schriftsteller wie Leo Tolstoi (1828-1910) und George Bernard Shaw (1856-1950) oder der geniale Physiker Albert Einstein (1879-1955) waren bis ins hohe Alter kreativ. Man muß aber kein Genie sein, um kreative Leistungen bis ins hohe Alter zu erbringen. Viele ältere Menschen nutzen ihre Zeit sinnvoll, indem sie zum Beispiel ein Musikinstrument erlernen, zu malen anfangen oder sich in Kursen weiterbilden.

Um das Gehirn auf Trab zu halten, benötigt es täglich geistige Nahrung. Viel ist schon erreicht, wenn Sie regelmäßig die Zeitung oder ein Buch lesen, Kreuzworträtsel lösen oder Spaß an einem Hobby haben. Anregungen mit Trainingsprogrammen gibt es beim Arzt oder in Volkshochschulen. Genauso wichtig wie die Pflege solcher Interessen ist der soziale Kontakt. Gesellige Menschen haben mehr Freude am Leben. Und Optimisten sind weniger anfällig für Krankheiten.

Die Altersforschung hat gezeigt: Geistige Fähigkeiten schwinden seltener mit zunehmendem Alter, wenn sie ständig genutzt werden. Dabei hängt es von jedem persönlich ab, wie aktiv er danach strebt, seine geistige Kraft bis ins hohe Alter zu bewahren. Erstaunliche Erfolge lassen sich mit Gehirn-Jogging erzielen. Dabei werden die Hirnzellen (bestimmte Funktionsbereiche wie Merkfähigkeit, Reaktion, Konzentration und Phantasie) durch Denksportaufgaben, Gedächtnisübungen und Ratespiele immer wieder mobilisiert. Bereits innerhalb weniger Tage erhöht sich so bei vielen Personen die allgemeine geistige Leistungsfähigkeit. Bei Patienten mit Hirnleistungsstörungen wird dadurch die Wirkung von Medikamenten sogar deutlich unterstützt.

Hinweis

Ein reichhaltiges Untersuchungsmaterial belegt es: Ginkgo hilft dem Gehirn wieder auf die Sprünge. Störungen der Hirnleistung sind der hauptsächliche Anwendungsbereich für eine vorbeugende Behandlung mit Ginkgo biloba. *In den letzten Jahren wurde in zahlreichen klinischen Studien nachgewiesen, daß der Spezialextrakt die Aufnahme und die Verwertung von Glukose in der Nervenzelle begünstigt. Auf diese Weise bessern sich sowohl die Aufmerksamkeit als auch die Gedächtnisleistung. Das Gehirn wird vor den Folgen verminderter Durchblutung und eines gefährlichen Sauerstoffmangels geschützt.*

Test zur geistigen Fitneß

Daß man ab und zu etwas vergißt, ist völlig normal. Erst wenn es ungewöhnlich häufig vorkommt, ist es höchste Zeit, sich über sein Gedächtnis Gedanken zu machen. Die folgende sogenannte c.I.-Skala (cerebrale Insuffizienz-Skala) ist ein standardisierter Fragebogen, mit dem sich Patienten – zumeist beim Arzt – testen können, ob ihre Hirnleistung leicht nachläßt. Anhand der Antworten lassen sich Merk- und Konzentrationsfähigkeit, Veränderungen der Persönlichkeit und neurovegetative Beschwerden beurteilen.

Jedes Kreuz in einem freien Feld bringt 1 Punkt (maximal 38 Punkte). Liegt die Summe der angekreuzten Antworten über 20 bis 38 Punkte, besteht vermutlich eine leichte Störung der Hirnleistung, bei Werten darunter liegt kein Grund vor, sich Sorgen zu machen.

Das Ergebnis ist allein aber nicht ausreichend. Es empfiehlt sich, diesen Fragebogen-Test nach sechs oder zwölf Monaten zu wiederholen, um das Ergebnis mit den früheren Antworten zu vergleichen.

Tip

Die Gesellschaft für Gehirntraining e.V. (Postfach 14 20, 85555 Ebersberg) gibt vierteljährlich eine Zeitschrift mit vielen Gehirn-Jogging-Aufgaben heraus.
Der Präsident des Vereins, Prof. Dr. med. Bernd Fischer, will Gehirn-Jogging allen Interessierten zugänglich machen und sie dazu ermutigen, den Geist mit Hilfe eines erprobten und wissenschaftlich geprüften Fitneß-Programms zu trainieren.
Nach seinen Erfahrungen läßt sich die geistige Leistungsfähigkeit schon mit zehn Minuten täglichem Gehirn-Jogging ankurbeln und steigern. Sie können sich aber auch entsprechende Literatur im Buchhandel besorgen und sich Ihr persönliches Gehirn-Jogging-Programm zusammenstellen.

Kreuzen Sie bitte an, was für Sie zutrifft:

1

1.	Ich kann nicht mehr so lange fernsehen wie früher.	ja	nein
2.	Ich bekomme leichter Wut als früher.	nein	ja
3.	Ich schlafe gut ein.	ja	nein
4.	Ich habe einen unruhigen Schlaf.	nein	ja
5.	Ich wache zu früh auf.	ja	nein
6.	Ich bin morgens unausgeschlafen.	nein	ja
7.	Ich bin am Tage müde.	ja	nein
8.	Wenn ich etwas zusammenzähle, muß ich es noch einmal nachrechnen, weil ich mir nichts mehr zutraue und Angst habe, Fehler zu machen.	ja	nein
9.	Bei längerem Autofahren bin ich schneller erschöpft als früher.	ja	nein
10.	Man lächelt manchmal über mich, wenn ich etwas vergesse.	ja	nein
11.	Ich habe Ohrensausen.	ja	nein
12.	Namen vergesse ich öfter als früher.	ja	nein
13.	Erledigungen vergesse ich öfter als früher.	nein	ja
14.	Ich benutze häufiger als früher Notizzettel, damit ich etwas nicht vergesse.	ja	nein
15.	Ich habe öfter ein Kälte- oder Wärmegefühl in der Stirngegend.	ja	nein
16.	Morgens ist mein Kopf immer benommen.	ja	nein
17.	Ich muß in letzter Zeit mehrmals hintereinander gähnen.	nein	ja
18.	Ich bin nervöser als früher; Kleinigkeiten können mich aus der Ruhe bringen.	ja	nein
19.	Ich bin ängstlicher als früher und traue mir weniger zu.	ja	nein

Kreuzen Sie bitte an, was für Sie zutrifft:

2

20.	Ich habe morgens immer so einen trockenen Mund.	ja	nein
21.	Ich kann nicht mehr so lange lesen wie früher.	ja	nein
22.	Ich habe Schwierigkeiten, mir beim Kartenspiel die Karten zu merken. ...	ja	nein
23.	Ich überlege abends häufiger, wie ich eine bestimmte Arbeit am nächsten Tag fertigstellen kann, weil ich Angst habe, ich schaffe es sonst nicht. ...	ja	nein
24.	Ich kann mich nicht mehr so gut konzentrieren.	nein	ja
25.	Meine Angehörigen machen mich oft darauf aufmerksam, daß ich etwas vergessen habe.	ja	nein
26.	Ich habe oft ein Gefühl, als hätte ich einen Reif um den Kopf.	ja	nein
27.	Ich höre schwerer als früher.	nein	ja
28.	Ich habe beim Bücken Schwindelgefühle.	ja	nein
29.	Ich kann nicht mehr so schnell umschalten.	nein	ja
30.	Ich begreife manches langsamer als früher.	ja	nein
31.	Ich bin noch genauso leistungsfähig wie früher.	ja	nein
32.	Mich ärgert häufig »die Fliege an der Wand«.	nein	ja
33.	Manchmal habe ich schon die Bemerkung gehört, ich müsse mich besser konzentrieren.	ja	nein
34.	Ich habe schon oft bemerkt, daß ich beim Schreiben mehr Fehler mache als früher.	ja	nein
35.	Ich brauche für vieles mehr Zeit als früher.	ja	nein
36.	Ich habe öfter einen benommenen Kopf als früher, so ein dumpfes Gefühl in und um den Kopf.	nein	ja
37.	Ich fürchte mich davor, daß meine Fähigkeiten (Gedächtnis, Konzentration) noch weiter nachlassen.	ja	nein
38.	Ich habe öfter Angst als früher.	ja	nein

Quelle: VLESS Verlag, Ebersberg

Vogel, G., Gaisbauer, M., Winkler, W.: Phytotherapie in der Praxis Deutscher Ärzteverlag, Köln 1990

Michel, P.-F.: Ginkgo biloba. Ein Baum besiegt die Zeit, Rökan-Edition 1991

DeFeudis, F.V.: Ginkgo biloba Extract (EGb 761): Pharmacological Activities and Clinical Applications, Verlag Elsevier, Paris 1991

Tobiasch, V.: Alt werden – gesund bleiben. Physiologie und Pathophysiologie des Alterns, Socio medico Verlag, Planegg 1994

Berg, L.: »When I'm sixty-four« Alter und Altern in Deutschland, Deutscher Taschenbuchverlag, München 1994

Durchblutung ist Leben, Hilfe bei Schwindel, Kopfschmerz, Ohrensausen, Gedächtnisschwäche. Gesundheitsratgeber der Intersan GmbH, Ettlingen

Diehm, C., Müller, D. (Hrsg.): Ginkgo biloba (EGb 761), Band 2 Klinik, Springer-Verlag, Berlin – Heidelberg – New York 1992

Reuter, H.D.: Spektrum Ginkgo biloba, Arzneimitteltherapie heute, Phytopharmaka Band 5, Aesopus Verlag, Basel 1993

Füsgen, I.: Demenz. Praktischer Umgang mit der Hirnleistungsstörung, Schriftenreihe Geriatrie Praxis, MMV-Medizin Verlag, München 1995

Leibold, G.: Diagnose Alzheimer. Ein Ratgeber für Patienten und Angehörige, Humboldt-Taschenbuchverlag, München 1994

Lange-Ernst, M.-E.: Essen mit Lust auf Gesundheit. Das neue Ernährungskonzept, Verlag Peter Erd, München 1994

Lehrl, S., Fischer, B.: Selber Denken macht fit – Grundlagen und Anleitung zum Gehirn-Jogging, VLESS-Verlag, Ebersberg 1990

Lehrl, S., Fischer, B., Lehrl, M.: GeJo-Leitfaden – Ein Überblick über Gehirn-Jogging - Grundlagen und Anwendungen, VLESS-Verlag, Ebersberg 1990

Fischer, B., Lehrl, S., Lehrl, M., Mosmann, H.: GeJoCard – Das Gehirn-Jogging-Kartenspiel, VLESS-Verlag, Ebersberg 1992

Scholz, R.: Migräne – Gewitter im Gehirn, Verlag Antje Kunstmann, München 1992

Angerstein, J.H.: Top-fit im Kopf – Das 5-Minuten-Programm – Das ganzheitliche Gedächtnistraining für jedes Alter, Urania Verlag, Berlin 1997

Register

In der Reihe »Mutter Natur« sind im
Urania Verlag ferner erschienen:
Sanfte Behandlung und Pflege mit Teebaumöl (Nr. 623-1)
Mehr Power durch Nachtkerzenöl (Nr. 621-5)
Natürlich stark und gesund durch Knoblauch (Nr. 620-7)
Lebenskraft tanken mit Weißdorn (Nr. 617-7)
Frisch und munter durch Obst-Enzyme (Nr. 622-3)
Natürlich gesund und aktiv mit Apfelessig (Nr. 618-5)
Heilen und pflegen mit den Wirkstoffen des Grapefruitkerns (Nr. 625-3)
Natürlich fit und vital mit Ginseng (Nr. 619-3)

Die Deutsche Bibliothek –
CIP-Einheitsaufnahme

Aulehla, Silvia:
Vorbeugen und heilen mit der Kraft des Ginkgo : Durchblutung mit Blattextrakten des chinesischen Wunderbaums nachhaltig behandeln / Silvia Aulehla. - Berlin : Urania, 1997
(Sanft heilen mit Mutter Natur)
ISBN 3-332-00616-9

Umschlaggestaltung: **S/L Kommunikation**
Titelbild: Orion Press/Premium
Lektorat: **Dr. Reitter & Partner Verlag GmbH, 85591 Vaterstetten**
Satz: **Dr. Reitter & Partner Verlag GmbH, 85591 Vaterstetten**
Druck: **Westermann Druck, Zwickau**
Printed in Germany

Gedruckt auf alterungsbeständigem Papier mit chlorfrei gebleichtem Zellstoff

Orginalausgabe
ISBN 3-332-00616-9